WOLF LÜTJE

DEIN GEBURTSCOACH

WOLF LÜTJE

DEIN GEBURTS COACH

Wie du selbstbestimmt, individuell und voller Zuversicht die Ankunft deines Babys vorbereitest

Von Deutschlands ganzheitlichstem Geburtshelfer

Unter Mitarbeit von Theresia Maria de Jong

KÖSEL

FSC
www.fsc.org
MIX
Papier | Fördert gute Waldnutzung
FSC® C147178

Penguin Random House Verlagsgruppe FSC® N001967

Umschlaggestaltung: zero-media.net, München
Umschlagmotiv: © FinePic®, München
Autorenfoto: Kerstin Pukall
Redaktion: Julia Sommerfeld
Druck und Bindung: Pixartprinting S.p.A.
Printed in Italy
ISBN 978-3-466-31235-1

www.koesel.de

»Wenn der Sturm sich gelegt hat, bist du Mutter,
und wenn du deine starken Wurzeln anschaust,
siehst du die Kraft, die du hast und die dich
besser als je zuvor durchs Leben trägt.«

Eine Mutter zu ihrer Tochter

FÜR MEINE COACHES
TANJA UND LILI, LUCI, LENI

INHALT

VORWORT

Du hast dich für ein Kind entschieden. Wunderbar! Nichts kann uns mehr verändern und erfüllen als die Aufnahme in den Eltern-Club. Ich selbst habe sieben Kinder – ich war ein sehr junger (mein Ältester ist 42) und bin ein jetzt eher alter Vater (meine Jüngste ist 11 Jahre) – und habe viel von ihnen gelernt:

Schwingungsfähigkeit, nicht nachtragend sein, sich gut organisieren, den Überblick behalten, lachen, spielen, immer in die Schule gehen, lebenslanges Lernen, sich selbst erkennen, in den eigenen Spiegel sehen, bedingungslos lieben … Fast alles Wichtige also, was für ein Geschenk!

So, wie die Mutterliebe die Mutter aller Lieben ist, ist es auch mit der Vaterliebe – zunehmend! Die Geburt ist die Geburt von allem, was uns Menschen im Kern ausmacht. Darum ist die friedliche oder wenigstens befriedete Geburt so wichtig. Hier liegt ein wichtiger Schlüssel, der, wenn verloren, psychische Krisen verursachen kann. Traumatische und gewaltvolle Erfahrungen können alles von Anfang an zerstören. Und darum ist das Ringen um eine gute, sichere, gesunde, friedliche Geburt so immens wichtig – für mich der wichtigste gesellschaftliche Auftrag überhaupt.

Ergibt es Sinn, in der geburtshilflichen Zeitenwende mit einem weltweiten Siegeszug der operativen »Bauchgeburt« noch ein Buch zu schreiben, welches nur ein Ziel hat: Familien in der Vorbereitung einer selbstbestimmten, frauzentrierten, guten, gesunden Geburt zu unterstützen?

Bevor ich mit dir versuche, deinen ganz persönlichen Weg der Abwägung zu entwickeln, möchte ich uns noch einmal vor Augen führen, dass die Natur nicht immer gleich durchschaubare, aber am Ende doch sinnvolle Regelwerke geschaffen hat. Das dürfen wir nicht aus dem Blick verlieren.

Wenn wir davon ausgehen, dass es bis zum Beweis des Gegenteils sinnvoll ist, zu gebären und davon nur im Notfall abzuweichen, müssen wir nicht ständig die Bedeutung jeder Maßnahme hinterfragen.

Geburtshilfe verlangt es, den Einzelnen im Zusammenhang des großen Ganzen zu berücksichtigen, die Bäume im Wald zu sehen, die ihn ausmachen und am Ende gestalten – und trotz aller Ähnlichkeit ist eben jeder Baum anders. So schön und einfach das »one size fits all« in manchen Lebensbereichen sein mag. So sehr es auch immer gemeinsame Bedürfnisse gibt. Und so sehr es auch weitverbreitete und identische Mängel gibt. **Nur personalisiert und ganzheitlich gelebt kann Geburtshilfe Ressourcen und Belastungen, Bedürfnisse und Mängel für dich aufarbeiten und dir damit gerecht werden.** Du selbst kannst Wissen zusammentragen – zum System der Geburtshilfe, zu dir selbst, zu den Möglichkeiten der Vorbereitung. Dabei hilft dir dieses Buch. Denn damit hältst du den Schlüssel für deine friedliche oder deine befriedete Geburt in der Hand. Und schon bist du Teil einer Bewegung, welche die Liebes-, Beziehungs- und Bindungsfähigkeit von Beginn an möglich macht – eine Bewegung, die der Grundstock für eine friedliche Gesellschaft ist, ja, schon immer war.

Denn Frieden gibt es nur mit friedlichen Geburten – der Urform der Liebe. Und jede Geburt – auch die deine – kann dabei zum Manifest werden. Ich versuche dir dabei zu helfen. Dabei greife ich auf meine Erfahrungen zurück, die ich in 40 Jahren in der Geburtshilfe gemacht habe. Immer wieder habe ich erlebt, wie wichtig eine gelingende Begleitung bei der Geburt ist. Es ist mir ein tiefes Anliegen, werdenden Müttern eines mit auf den Weg zu geben: Geburt ist immer extrem individuell. Flexibilität – besonders auch innere – trägt dazu bei, dass sich die Geburt für alle Beteiligten möglichst positiv entwickeln kann. Mit diesem Buch möchte ich dir zeigen, wie du deine innere Einstellung zur Geburt im Vertrauen auf deine Fähigkeiten und Ressourcen justieren kannst.

Im Moment müssen Familien selbst zahlen, um sich ein Coaching leisten zu können. Da dies nicht für alle möglich ist oder nicht alle dazu bereit sind, habe ich diesen kleinen Pfadfinder geschrieben, der ein Selbstcoaching möglich macht.

Selbstcoaching mit Anleitung ist sehr wirkungsvoll. Denn es führt dich in deinem eigenen Tempo dorthin, wo du dich wohl und sicher fühlst. Das ist im Grunde sowieso etwas, was dir niemand nehmen kann. **Nur du selbst weißt, was für dich stimmig und richtig ist.** Allerdings braucht es manchmal einige Anregungen, um Fallstricke zu umgehen und Inspirationen zu bekommen.

1. COACHING ZUR GEBURT? WARUM DAS HEUTE WICHTIG IST

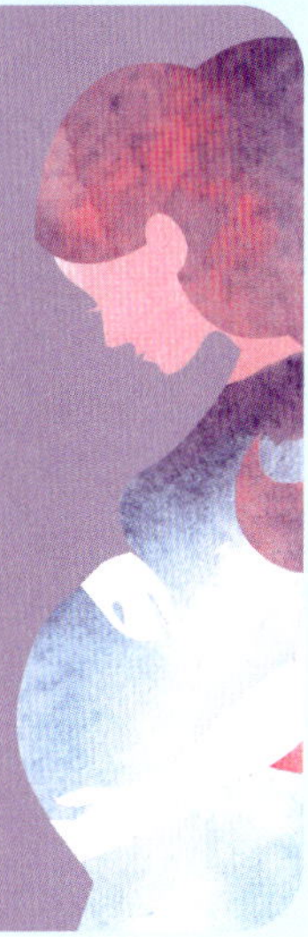

Coach kommt von »Kutsche«, nicht von Couch – hat also nichts mit Freud und Psychoanalyse zu tun. Trotzdem stehen bei meinem Coaching psychologische Aspekte ganz im Vordergrund.

Geburten werden naturgemäß vom Stammhirn und von den Hormonen gesteuert. Das Großhirn als Ort unseres Denkens, Fühlens und Handelns hat indirekt Einfluss auf den Vorgang der Geburt – im positiven und negativen Sinne. Es kommt heute eher selten vor, dass Frauen sich mit Ur- oder Gottvertrauen unvorbereitet auf eine Geburt einlassen. Wer dies doch tut, ist allerdings nicht naiv, sondern vielleicht demütig. Wenn du dich so einschätzt, dann kannst du dieses Buch getrost weglegen. Dich wird Wissen nur verunsichern. Du kannst dich einlassen und hingeben und brauchst auch keinen Plan B, weil für dich alles so oder so Sinn ergibt.

Wenn du aber lieber die Dinge kontrollierst und Wissen dir Ängste eher nimmt, dann bist du hier richtig. Ich werde dir erzählen, wie die Geburtshilfe in unserem Land tickt, werde dir fundiertes Wissen zu deiner Geburt vermitteln und werde gemeinsam mit dir herausfinden, was du für deine Geburt an persönlichem Rahmen mitbringst. Daran orientiert sich deine Geburtsvorbereitung und -planung. Im Nachgang werden wir gemeinsam deine Geburt verstehen und dazu beitragen, dass es eine friedliche und befriedigende Erinnerung wird.

Wenn du weder zu der einen noch der anderen Gruppe gehörst, dann empfehle ich dir, mit deiner ganz eigenen »Lesebrille« dieses Buch zur Hand zu nehmen. Wenn du merkst, dass dich ein Kapitel eher beunruhigt als beruhigt, dann überschlage es. Mein Hauptziel ist es, Ängste zu verringern oder gar zu beseitigen. **Angst ist ein wundervoller Berater. Aber nicht mehr und nicht weniger. Sie darf nie zum Bestimmer werden.** Das wäre auch nicht gesund. Im Dialog mit der eigenen Angst hilft ein einfacher Merksatz: »Was häufig ist, ist häufig, was selten ist, ist selten.« Im Kern ist jeder, der diesem Grundsatz seine persönliche Note gibt, tendenziell furchtloser, ohne unbesonnen zu sein. Wer sich umgekehrt vom Seltenen bedroht fühlt, sieht überall Gefahren lauern.

Geburt trägt eine archaische, eine historische, aber auch mythologische Angst in sich, die wir heute jedoch regulieren können, weil Geburtshilfe auf fast alles eine Antwort hat. Dennoch bleibt ein Rest Schicksalshaftigkeit, die wir minimieren, aber nie ganz beseitigen können.

Da ich die Geburt immer gerne mit einer sehr herausfordernden Bergtour vergleiche, schauen wir uns an, wie Extrembergsteiger denken und handeln: Das sind keineswegs Selbstmörder, sondern eher furchtlose Menschen, welche aber fast immer betonen, dass das Gelingen einer Tour von bester Vorbereitung und richtigen Entscheidungen abhängt. Wenn das Wetter kippt, wird wieder abgestiegen.

Mit diesem Buch werde ich also deine »Tour« mit dir vorbereiten und mit Ersatzplänen dafür sorgen, dass du den Gipfel auch auf einem anderen Weg erreichen kannst, wenn es denn nötig sein sollte. Denn du kannst dich bei »schlechtem Wetter« bei einer Geburt eben nicht »abseilen«, lediglich die Route ändern – es gibt nur ein Vorwärts, mit welchen Mitteln auch immer.

Über die Frage, wie viel Wissen ich dir mitgebe, habe ich lange nachgedacht. Obwohl meistens unproblematisch, gibt es bei einer Geburt theoretisch viele, meist auch unvorhersehbare Einschränkungen. Ich kenne sie alle, auch wenn ich manchen gar nicht oder in 40 Jahren nur ausnahmsweise begegnet bin. Aus gutem Grund sehe ich die Grenze dort, wo ein Ereignis in fünf von hundert Fällen oder häufiger auftritt. Über diese Ereignisse werde ich schreiben, ich nehme an, dass dies ein guter Kompromiss ist. Bewusst werde ich nichts über zu früh Geborene oder Zwillinge sagen. Diese Geburten kennen eigene Gesetze. Da solltest du dich schlau machen an Stellen und bei Menschen, die diesbezüglich die meiste Erfahrung haben. Über alles andere – von der Beckenendlage bis zur natürlichen Geburt nach Kaiserschnitt – wirst du hier bestens informiert. Natürlich erzähle ich dir auch, an welchem Geburtsort du was an Betreuung und Interventionen (Eingriffen) erwarten darfst oder musst. Mit diesem aus meiner Sicht sinnvollen Maß an Informationen wirst du dich dann im Dschungel der digitalen, gedruckten und mündlichen Geburtsthemen besser und gezielter orientieren können: **Du sammelst hier also Informationen, entwickelst deine eigene Route in der Gebärlandschaft und kommst so besser an *dein* Ziel.**

Konkret heißt das: Du steigst mit mir in meine Kutsche – wir unterhalten uns über Gott und Geburt. An verschiedenen Wegmarken schlagen wir die passenden Pfade ein. Am Ende lass ich dich an einem guten Ort raus – mit deinem Equipment. Jetzt weißt du besser, wo es lang geht.

Das heißt keineswegs, dass dies dann eine Traumgeburt wird, aber mit etwas Glück wird es eine weniger, im besten Fall gar nicht traumatisierende Geburt.

Coaching kann nicht alle Wünsche erfüllen, sie aber manchmal möglich machen oder zumindest die Enttäuschung über das Unerfüllte verkleinern. Und manchmal werden auch Wünsche wahr:

Wenn Traumgeburt auf Traumageburt folgt

Frau S. meldete sich aus der Schweiz bei mir zum Coaching an. Bei ihrer ersten Geburt musste sie eine Geburtshausgeburt wegen suspekter Herztöne abbrechen. In der Klinik wurde sie zu einer PDA überredet, die sie als unnötig und entfremdend erlebte. Am Ende wurde bei ihr ohne viel Erklärung ein Notkaiserschnitt durchgeführt. Ein Nachgespräch gab es nicht. Die OP-Umstände empfand sie als reine Gewalt.

Jetzt war sie erneut schwanger und suchte verzweifelt nach einem inneren und äußeren Ort, der ihr eine selbstbestimmte Geburt ermöglichen könne. Auf Grund ihrer Erfahrungen wollte sie es sich nicht noch einmal antun, den Geburtsort wechseln zu müssen, und hatte sich für eine klinische Geburt entschieden.

Bei der Analyse ihrer Geburtsunterlagen kam ich zu dem Schluss, dass bei der ersten Geburt keine echte Notsituation vorlag, die das Vorgehen gerechtfertigt hätte.

Es gelang, das Ereignis so weit zu befrieden, dass der Blick nach vorne möglich wurde. Am Ende des Coachings konnte sie sogar Plan B (einen erneuten Kaiserschnitt) gedanklich zulas-

sen, wenn es möglich wäre, dafür einen traumasensiblen und gewaltfreien Rahmen zu schaffen.

Wir fanden für sie einen erreichbaren klinischen Ort, an dem dies umsetzbar erschien. In solchen Fällen dürfen meine Klientinnen auch immer bei mir anrufen, wenn es unter der Geburt akuten Klärungsbedarf gibt. Das schafft zusätzliche Sicherheit.

Nach einiger Zeit bekam ich eine auch mich beglückende Nachricht:

»Gerne melde ich mich kurz bei Ihnen mit den erfreulichen Nachrichten, dass ich am Mittwoch meine Tochter zur Welt bringen durfte. Es war die schönste und angenehmste Geburt, die sich eine Frau wünschen kann. Nach elf Stunden angenehmer Eröffnungswehen, welche ich hauptsächlich zu Hause und in der Natur beim Spaziergang verbracht habe, kam ich mit völlig eröffnetem Muttermund im Spital an. Nach fünf bis zehn intensiven, schmerzhaften Übergangswehen, während derer die Fruchtblase geplatzt ist, kamen dann auch schon die völlig aushaltbaren Presswehen. Mein Kind ist innerhalb der ersten Stunde im Spital auf spontanem und natürlichem Wege zur Welt gekommen. Nach all den Strapazen, die ich bei der ersten Geburt erlebt hatte, wurde ich jetzt mit der schönsten Geburt, die man je haben kann, belohnt. Mein Kind aus mir herauskommen zu sehen und es dann halten zu dürfen, war ein unbeschreiblich schönes Gefühl, mit nichts zu vergleichen – einfach magisch.

Die zweite Geburt hat all meine Traurigkeit und Traumata der ersten Geburt wie weggelöscht und übrig bleiben nun die schönen Erinnerungen, meine beiden Kinder das erste Mal in den Armen gehalten zu haben.«

In diesem Fall hat sich diese Frau selbst beschenkt. Sie hat alles getan, was möglich war. Zudem haben innere, aber auch äußere Haltungen (Geburtshelfer) eine glückliche Allianz gestrickt, die mitentscheidend war. Auch haben Körper und Kind mitgespielt – das ist nicht immer selbstverständlich, tritt aber unter günstigen Bedingungen allemal häufiger auf. Und nicht zuletzt war die Tatsache, dass der Notkaiserschnitt erst bei vollständig eröffnetem Muttermund erfolgte, paradoxerweise auch ein Erfolgsgarant für eine schnelle Eröffnungsphase beim zweiten Kind. Wenn Traumgeburt auf Traumageburt folgt, bleibt das Gesamterleben mindestens befriedigend und somit ermutigend – wie diese Geschichte.

DEINE BESTMÖGLICHE GEBURT

Dieses Coaching dient *nicht* der Optimierung. Denn darum kann es bei einer Geburt nicht gehen. Da gibt es außer dem Kind und der eigenen Selbstermächtigung nichts zu holen: keine Preise, keine Noten, kein Besser, kein Schlechter. Hier gibt es kein Vergleichsportal. Denn für deine gute Geburt ist dein »befriedigend« meist völlig ausreichend. Es kann nicht darum gehen, mithilfe des Coachings die vergleichsweise bessere, sondern nur *die eigene bestmögliche Geburt* vorzubereiten.

Eigentlich müsste so ein Coaching eine Kassenleistung sein. Denn ich bin sicher, dass Coaching dazu führt, dass bei Geburten weniger Interventionen erfolgen und weniger physische und psychische Folgeschäden daraus resultieren. Ich habe dafür keine Studie – aber meine jahrzehntelange Erfahrung in verschiedenen Kliniken hat gezeigt, dass weniger Interventionen nötig werden, wenn sich ein positives Mindset und ein positives Leitbild in der Geburtshilfe ergänzen.

Coaching in meinem Sinne reichte hier vom Infoabend über die Hebammensprechstunde bis hin zu psychologischen Spezialsprechstunden. Von der personalisierten Geburts- und Wochenbettbetreuung bis zur unbegrenzten Verfügbarkeit von Nachbesprechungen zu allen Themen.

Du wirst jetzt vielleicht einwenden, dass diese günstigen Rahmenbedingungen nicht überall zu haben sind. Das stimmt! Aber wenn du gelernt hast, deine Selbstbestimmung zu finden, kannst du sie auch unter widrigen Umständen immer besser einfordern und vertreten. Das fängt schon damit an, dass du lernst, dir selbst und anderen die richtigen und wichtigen Fragen zu stellen. Dazu findest du zum Beispiel am Ende des Kapitels »Geburt – was du wissen musst« einen Fragenkatalog für den Infoabend. Aber es gibt auch Fragen, die du dir nur selbst beantworten kannst.

Vielleicht wunderst du dich, weshalb diese Fragen im Vorfeld der Geburt so wichtig sind. Es hat sich gezeigt, dass unter der Geburt manchmal Situationen auftauchen, die dich mit belastenden Erlebnissen aus deinem Leben in Kontakt bringen, die aber zu diesem akuten Zeitpunkt nicht mehr reflektiert und gelöst werden können. Geburt ist nicht isoliert zu betrachten, sondern immer im Kontext sämtlicher Lebenserfahrungen. Deshalb bringen dich eine gute und gründliche Selbstreflexion und Selbsterfahrung in Kontakt mit eventuell noch nicht gelösten Themen deines Lebens und deiner Persönlichkeit, die möglicherweise für die Geburt von Bedeutung sind. Sie sind auch eine wichtige Grundlage für Rückfragen bei der Hebamme, der Frauenärztin und vielleicht auch deinem Coach.

FRAGEN, AUF DIE DU SELBST EINE ANTWORT FINDEN KANNST:

- Was ist meine größte Stärke? Womit kann ich mich am besten selbst beruhigen und schützen?
- Was ist meine größte Schwäche? Was kann ich tun, um daraus vielleicht sogar eine Stärke zu machen? Ich erlaube mir, Hilfe zu suchen.
- Sehe ich Geburt als Risiko oder als ein natürliches Geschehen, ohne das die Menschheit nicht überlebt hätte?
- Was könnte mich daran hindern, natürlich zu gebären?
- Habe ich Angst vor der Geburt? Wovor im Speziellen? Bitte genau hinschauen und ins Konkrete gehen! Nur wenn du deine Ängste benennen kannst, kannst du damit arbeiten und sie transformieren.
- Wie ist meine Kondition? Die Geburt ist körperlich anstrengend – je fitter ich bin, umso besser!
- Was war meine größte Krise bislang? Wie habe ich sie überstanden? Was habe ich daraus gelernt?
- Brauche ich Kontrolle über alles, was mit mir passiert?
- Was darf auf keinen Fall passieren?
- Was sollte sich nicht wiederholen?
- Was war mein größter körperlicher Schmerz bis heute? Wie habe ich ihn bewältigt?
- Was würde ich mir von einer Fee wünschen, die mir die Erfüllung von drei Wünschen schenkt?

Zum Coaching gehört auch das Vermitteln passender Zusatzinformationen (so wie Medien, Bücher, Leitlinien), Kurse (Hypnose, Beckenboden) und Therapien (Psychotherapie). Und manchmal hilft schon das kleine Filmchen »Wir bekommen ein

Baby«[1], in dem kindgerecht alles rund um eine Geburt hautnah und bilderreich vermittelt wird.

Am Ende bleiben dann im Normalfall nur noch die wichtigen Fragen, die du mit der Hebamme / Frauenärztin / Klinik besprechen kannst. Ehrlicherweise werden immer mal wieder Fragen unbeantwortet bleiben. Die mir bislang am häufigsten gestellten Fragen waren die nach den Gründen, warum es denn zu einem Geburtsstillstand oder einer ungünstigen Einstellung des Kopfes gekommen ist, also den Gründen, an deren Ende dann der Kaiserschnitt stand. In vielen Fällen konnte ich darauf keine Antwort geben. Trotzdem gelingt es mir in Nachgesprächen fast immer, die Enttäuschung und Traurigkeit zu mildern und den Stolz auf das Geleistete zu mehren. Immer vorausgesetzt, dass die Geburt traumasensibel, personalisiert und gut begleitet und betreut wurde.

Bleibt am Ende noch die Frage, warum ich, als dich nicht behandelnder Arzt, mich zum Coaching – einer Form von Beratung – berufen fühle. Du gehst nicht zu Unrecht davon aus, dass das doch eigentlich die Aufgabe deiner Hebamme oder deiner Frauenärztin sein müsse. Das bleibt sie in meinen Augen auch, aber mein Coaching kann dazu beitragen, dass die Kommunikation mit deiner Hebamme und Frauenärztin vereinfacht und effektiver wird. Manchmal braucht es etwas mehr eigenes Wissen, um dort die richtigen Fragen zu stellen. **Als langjähriger Geburtshelfer in führender Position, Leitlinien- und Lehrbeauftragter, Gutachter, Psychotherapeut und Beckenbodenspezialist bringe ich eine eher ungewöhnliche Mischung mit, die geeignet ist, beim Coachen rund um die Geburt den Überblick zu behalten.** Ich erfasse mit meinen Kompetenzen fast den gesamten Betreuungs- und Behandlungsbogen der Geburtshilfe und Geburtsmedizin.

Natürlich bin ich keine Hebamme. Aber ich stimme mit dieser von mir hochgeschätzten Berufsgruppe in fast allen Belangen rund um die Geburt überein. Dieses Buch ist daher auch als Grundlage für die Beziehungsgestaltung mit all den Hebammen gedacht, die dich in Schwangerschaft und Geburt begleiten. Ich bin mir sicher, du wirst von deinen Hebammen auf dem Weg zu deiner Geburt wenig bis nichts hören, das meinen Coachinginhalten widerspricht, sondern eher das hier Angesprochene nahtlos fortführt.

Nicht zuletzt bilde ich gerade Hebammen im Coaching aus und hoffe am Ende, dass ein Coaching rund um die Geburt eine Selbstverständlichkeit im Kanon der Geburtsvorbereitung und -planung sein wird. Wichtig wäre, dass das ganz selbstverständlich vom Gesundheitswesen bezahlt wird – weil es so essenziell ist wie wenig anderes in diesem auch politischen Feld.

2. GEBURTSVORBEREITUNG – DARAUF KOMMT ES AN!

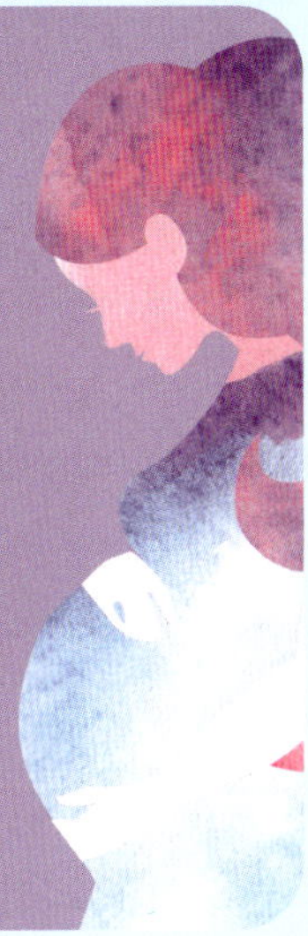

Ich frage mich manchmal, ob sich Säugetiere auf ihre Geburt vorbereiten. Sie suchen sich einen sicheren Ort, aber gibt es einen Kurs in der Herde? Wir wissen, dass alles rund um die Geburt im Tierreich sehr vielfältig ist. Von unterschiedlicher Länge der Tragzeit, Dauerschwangerschaften bei bestimmten Kängurus, Klonen bei Gürteltieren bis hin zu »Hebammen« und »Vätern« bei den Geburten der Bonobo-Affen. Auch in Sachen Schmerz bei der Geburt gibt es im Tierreich große Unterschiede. Dort, wo Tiere in Gruppen leben, machen sie sicher auch im Vorfeld eigener Geburten Erfahrungen. Mitunter schützen sie gebärende Mütter und schaffen einen sicheren Ort. Die meisten Menschen haben dagegen, wenn überhaupt, Geburten nur in den Medien gesehen – häufig inszenierte Geburten anderer, fremder Menschen.

Für Säugetiere ist der »sichere« Ort Zoo keineswegs immer ein guter für die Geburt. Andere Rhythmen, unnatürliche Umgebung, der Stress der Gefangenschaft – das verursacht (nicht immer, aber oft) krankhafte Verläufe.

Menschen gehen auch an einen »sicheren«, meist öffentlichen Ort und nehmen Vertraute mit (Partner*in, Doula). Dieser Ort heißt in der Regel heute Krankenhaus. Andere vertrauen nur sich und absolut Nahestehenden und brauchen einen bekannten Ort, das eigene Zuhause, um sich sicher zu fühlen.

Du siehst also, es gibt eine ungeheure Vielfalt rund um die Geburt – bei Tier und Mensch. Und die Frage, wie du dich darauf vorbereitest, bleibt eine zutiefst persönliche.

Wenn du voller Vertrauen bist, im Reinen mit dir und deinen Fähigkeiten und Schwangerschaft und Geburt als ganz normale Lebensphase verstehst – so wie du auch deine eigene Geburt, deine Kindheit, deine Pubertät, deine Sexualität im Einklang mit deinem Körper und deiner Seele mit all den Höhen und Tiefen angenommen hast –, dann **hast du dich, meist ohne es zu wissen, schon optimal für deine Geburt vorbereitet**. Du wirst den Dingen ihren Lauf lassen, alle Veränderungen begleiten und dich ihnen anpassen, so wie du das schon mit so vielem im Leben geschafft hast.

Der Weg zu deiner Geburt findet sich beim Gehen, und das Einzige, was du planst, ist den für dich guten Rahmen festzulegen: Wen nehme ich wohin mit? Du wirst mit deinem Körper und deiner Seele achtsam umgehen – im Bewusstsein, dass du jetzt nicht mehr nur für dich Verantwortung trägst! Du wirst daher an der Vorsorge teilnehmen, dich körperlich und mental auf die Geburt vorbereiten, aber du willst nicht alles wissen, in dem festen Glauben, dass dich das sowieso nicht (be-)trifft. Und wenn es doch anders kommen sollte, bist du zuversichtlich, dass du im Verbund mit anderen einen guten Plan B aus dem Boden stampfen wirst – einen Plan, der dich vielleicht überrascht, aber nicht umhauen wird.

Um einen guten Plan B vorzubereiten, werde ich dir Strategien an die Hand geben. Dazu brauchst du Wissen. Früher haben wir den Brockhaus – das allgegenwärtige große Lexikon – aufgeschlagen und uns zu bestimmten Themen halbwegs richtiges Wissen erworben. Wenn wir uns vorstellen, wie viel Wissen zu vergangenen, historischen Themen laufend korrigiert wird, dann sollte uns klar sein, dass auch das Gegenwartswissen der Anpassung unterworfen ist. Gerade die Geburt war und ist immer mythenumrankt. Mythen, die auch heute noch sehr wirksam sind und uns negativ beeinflussen und voreingenommen machen können. Das ist keine gute Vorbereitung. Ich komme später noch einmal ausführlicher darauf zurück.

Wenn du also gutes Wissen generieren möchtest, dann geht es um seriöse Inhalte. Am Ende des Buches findest du die Quellen, denen ich als Mutter, Vater, Geburtshelfer und Geburtsmedizinerin vertrauen würde. Hier findest du viel sogenannte Evidenz – ein Zauberwort, das ich kurz erklären muss: Evidenz hat das Ziel, der Wahrheit möglichst nahe zu kommen. Da wir eigentlich nur wissen, dass wir nichts wissen, kannst du dir vorstellen, dass Evidenz immer im Fluss ist und einem steten Wandel unterliegt, im Wesentlichen aber aus drei Bausteinen besteht:

Erstens gehört zur Evidenz **der wissenschaftliche Beweis.** Wissenschaftlich ist etwas erwiesen, wenn es gemäß den aktuell bevorzugten und geprüften Messmethoden Hinweise gibt, dass das eine oder andere Tun – oder Nichttun – Vor- oder Nachteile bringt. So gibt es keinen Zweifel, dass ein Notkaiserschnitt bei einer vorzeitigen Plazentaablösung (was sehr, sehr selten vorkommt!) eine sinnvolle Maßnahme ist. Für Sinn oder Unsinn eines geplanten Kaiserschnittes bei einer Beckenendlage gibt es andererseits keine wissenschaftliche Evidenz, obwohl inzwischen fast auf der ganzen Welt bei Beckenendlage bevorzugt Kaiserschnitte durchgeführt werden.[2]

Der zweite gleichwertige Baustein der Evidenz ist **die Erfahrung**. Überall dort, wo wir keine wissenschaftliche Evidenz haben, müssen wir uns auf die Erfahrung verlassen. Die Geburtshilfe ist schlecht beforscht, weil es hier aus ethischen Gründen schwierig ist, Vergleichsgruppen zu bilden. Das versucht man auszugleichen, indem möglichst viele erfahrene Experten zu bestimmten Themen um ihre Meinung gebeten werden. Gibt es hier einen hohen Konsens, dann wird eine Empfehlung ausgesprochen, für die es allerdings keinen Beweis gibt. Der Geburtshelfer kann entscheiden, ob er diese umsetzt, er muss es aber nicht!

Die Erfahrung ist ein zweischneidiges Schwert. Sie kann einfach ungeprüft übernommen werden, und schnell kann es heißen: »Das haben wir immer schon so gemacht.« Erfahrung heißt aber eben nicht, stets bei den Gewohnheiten zu bleiben. Erfahrung erfordert den Mut, die Grenzen immer wieder neu auszuloten und anzupassen. Für mich speist sich Erfahrung immer aus einem aktuellen Wissen um Forschungsergebnisse, gesundem Menschenverstand, der vielseitigen Betrachtung, einem gut entwickelten Bauchgefühl und natürlich einem Fundus an Geburtserfahrungen. Immer wieder habe ich mein Handlungsspektrum erweitern können. Manchmal musste ich es aufgrund neuer Erkenntnisse wieder eingrenzen.

Insgesamt hat aber meine Erfahrung einen breiten Korridor, der nicht durch Furcht eingeengt ist, sondern von Demut und Zuversicht geprägt ist. Das ist ganz entscheidend. Es geht bei der Erfahrung insbesondere darum, keine Fehlentscheidungen zu treffen und dabei nötige Eingriffe zu unterlassen oder unnötige vorzunehmen. Die angstbefreite Erfahrung schafft die Grundlage für den richtigen Bewegungsspielraum in der Mitte und ein Höchstmaß an treffsicherer, guter Geburtshilfe.

Der dritte und, Achtung!, ebenso bedeutende Baustein der Evidenz ist **deine Haltung.** Was bedeutet es für dich, das eine zu tun und das andere zu lassen? Was ist für dich »sichtbar, einleuchtend, augenscheinlich«, also evident? Dieser Baustein der Evidenz ist übrigens jederzeit gleichwertig mit den anderen und kommt nicht erst dann ins Spiel, wenn es keine wissenschaftlichen Nachweise, geschweige denn Erfahrung gibt.

Ich hoffe, dieses Buch hilft dir, deine eigene Evidenz zu finden, zu festigen oder eventuell auch anzupassen. Du darfst dich bei der Wissenschaft und der Erfahrung gleichrangig ins Spiel bringen. Das ist »shared decision making« – der Versuch, gemeinsam mit Fachleuten deine persönliche Evidenz zu Themen rund um die Geburt zu entwickeln und umzusetzen. Jetzt geht es nur noch darum, dir das nötige und richtige Wissen mitzugeben, mit dem du am Ende deine eigenen Evidenzen entwickelst. Geh hier jedoch bitte nicht so vor, wie wir es alle mitunter gerne tun, also …

»Don't google with a Kugel!«

Wir googeln oder nutzen die Sintflut an sozialen Medien, um uns »schlau« zu machen. Ich sage dir: Hier richtige Informationen zu finden, ist wie die Suche nach der Nadel im Heuhaufen. Ich will nicht in Abrede stellen, dass es bei TikTok oder Instagram (da bin ich selbst unterwegs) auch gute und sinnvolle Posts gibt. Bewege dich trotzdem, wenn möglich, nur da, wo ich eine Empfehlung ausspreche.

Bitte schau dir auch nicht irgendeine dieser unzähligen Geburtssoaps im Fernsehen an. Sie erzählen fingierte, meist ungewöhnliche, viel medienwirksamere Geschichten, die nur eines gemeinsam haben: Sie erzählen dir alles, nur absolut nichts zu *deiner* Geburt.

Bei den Printmedien und Büchern ist es ein wenig anders. Hier solltest du darauf achten, ob sich Autoren dem Thema Geburt eher beschönigend oder katastrophisierend nähern. Weder das eine noch das andere bringt dich deiner Wahrheit näher.

Ähnlich ist es mit den gut gemeinten Ratschlägen deines näheren sozialen Umfeldes, seien es Arbeitskolleg*innen, Bekannte, Freund*innen ja sogar Familienmitglieder. Obwohl gut gemeint, gibt es auch hier den Trend, das selbst Erlebte zu beschönigen, zu filtern oder zu dramatisieren. Selten findest du etwas Verwertbares, was deiner Wahrheit nahekommt. Auch den Bericht deiner allerbesten Freundin solltest du hinterfragen. Will sie dir keine Angst machen und verheimlicht dir etwas? Oder will sie dich warnen und auf etwas einstimmen, dem du vielleicht nie begegnen wirst? Wenn sie dir wirklich nahesteht, wirst du sie dies fragen und selbst entscheiden können, welche der Informationen für dich hilfreich sind.

Übrig bleiben noch die eigene Mutter oder Schwestern, die schon Kinder haben. Hier empfehle ich immer das Gespräch. Was in der Familie geschieht oder geschehen ist, hat auch für dich und deine Geburt Bedeutung. Darauf gehe ich im Verlauf des Buchs noch vertieft ein. Die Familie legt Wege mit fest, selbst wenn du davon abweichst. Dein Weg ist dann meist eine Antwort, die es ohne die Frage ja gar nicht gäbe.

Du siehst: An die Vielfalt des äußeren Wissens musst du dich mit einem guten Filter heranwagen. Du solltest wissen, dass du dabei gemäß deiner Haltung und Erfahrung selektiv wahrnimmst. Im nächsten Kapitel werde ich erklären, was das für dich bedeuten kann.

Gewisse Dinge halten wir einfach für wahr. Warum wir denken, was wir denken, wissen wir meist gar nicht so genau. Das haben wir irgendwie schon immer so gedacht und gemacht. Von klein auf ist uns zum Beispiel klar, dass es keine gute Idee ist, auf eine heiße Herdplatte zu fassen. Das haben uns unsere Eltern oft genug erzählt. Und vielleicht haben wir es trotzdem mal ausprobiert und dann gewusst: Sie hatten recht. So ist das mit vielen Themen in unserem Leben. Sehr früh wird uns von Familie und Gesellschaft vermittelt, was positiv und negativ besetzt ist. Dabei gibt es kulturell und sogar individuell große Unterschiede: Was in einer Kultur oder Familie groß gefeiert wird, kann in der anderen auf dem Index stehen. Besonders heikel wird es beim Thema Geburt. Da wurden und werden seit Jahrhunderten alle Register gezogen.

Die physiologische Geburt – du kannst sie! **Dein Körper, deine Hormone, dein Kind, deine Emotionen stehen hinter dir.** Für mich und für dich sollte zu Beginn jedes Nachdenkens über Details einer Geburt immer klar sein, dass diese ein ganz normaler biologischer Akt ist, an dem die Natur Jahrmillionen erfolgreich gearbeitet hat.

An sich sind Schwangerschaft und Geburt unglaublich einfach und unkompliziert – da füllt sich eines der vielen Hohlorgane im Körper und entleert sich wieder. Von hier aus sollten wir denken – von diesem eigentlich unerschütterlichen Glauben, dass alle an der Geburt Beteiligten auf einem guten Weg sind und das Ziel sicher erreichen. Von ganz allein. Die Chance hat im Grunde jeder – und Achtung: selbst die, die eine Fülle von Risiken mitbringen. Auch bei ihnen sollten wir die Chance sehen, zunächst an das Gute zu glauben und das Ungute im Hinterkopf zu behalten – aber – erst, wenn es wahr wird. Wer in allem eine potenzielle Katastrophe sieht, nimmt selbst die Physiologie als Gefahr wahr und verhält sich entsprechend. Dabei wissen wir: **Wer in Risiken denkt, schafft und provoziert sie – wer an die Chancen glaubt, vergrößert sie.**

Die Evolution hat es zum Glück so eingerichtet, dass es einen Plan fürs Gebären gibt. Hinter dir stehen Abertausende von Ahninnen, die ihre Expertise an dich weitergegeben haben. Du profitierst also von einem sehr ausgeklügelten und ausgefeilten System. **Für dich bedeutet das: Du kannst das, du bist dafür ausgerüstet in jeder Beziehung. Dein Kind auch, deine Plazenta ebenso. Dein Körper, deine Hormone, dein Baby, selbst deine Emotionen stehen erst einmal unterstützend hinter dir.**

Das kannst du auf deiner Haben-Seite verbuchen. Sicherlich ist ein Plan B in der Hinterhand eine gute Idee, dazu später noch mehr.

Das ist auch ein Plädoyer gegen geplante Kaiserschnitte, die ohnehin meist mehr schaden als nutzen. Geplante Kaiserschnitte dienen bekanntermaßen und unbestritten mehr der Organisation und der Ökonomie der Kliniken. Es gibt medizinisch nur ausnahmsweise Gründe, um zu planen. Der geplante Kaiserschnitt gilt heute als die häufigste Ursache für die Aufnahme eines termingerecht geborenen Babys in einer Kinderklinik – meist wegen einer Anpassungsstörung der Atemwege. Diese Kinder werden nicht durch Wehen und/oder Blasensprung auf die anstehende Geburt vorbereitet (Hormonausschüttungen) und haben deshalb häufiger Probleme bei der Umstellung. Zudem ist bekannt, dass jeder Zentimeter, den sich der Muttermund geöffnet hat, die nächste Geburt erleichtert. Es ist also ein Unterschied, ob der Kaiserschnitt geplant bei meist geschlossenem Muttermund erfolgt, oder im Geburtsverlauf bei geweitetem Muttermund.

Bis zum Beweis des Gegenteiles bleibt mein dringender Appell, erst einmal davon auszugehen, dass Geburt – nicht immer im Einzelfall, aber grundsätzlich – sinnvoll und bedeutsam ist.

Zur Physiologie der Geburt, also dem körperlichen Ablauf, findest du überall gute Informationen – auch hinten im Literaturverzeichnis. Du lernst das alles in der Geburtsvorbereitung, daher werde ich es nicht im Detail erklären. Fest steht: Geburt ist ein beeindruckender Vorgang mit hormoneller Abstimmung, einem kompetenten Zusammenspiel von Muskeln und einem flexiblen Becken, welches Drehmomente vorsieht und nach dem Schlüssel-Schloss-Prinzip arbeitet.

Und es bleibt ein Wunder, was da vor sich geht und schließlich das Licht der Welt erblickt – immer wieder und immer noch so oft von ganz allein.

3. DEINE FAMILIENGESCHICHTE LEBT IN DIR

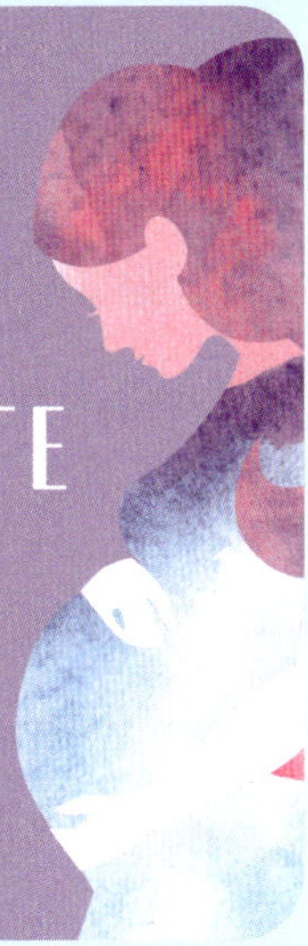

Streng genommen ist das ganze Buch und natürlich das Coaching eine Art Selbsterfahrung. **Wer viel Wissen über sich hat, kann auch viel selbstbestimmter agieren.** Denn dann hat dein Wünschen und Erwarten einen fassbaren Hintergrund und bekommt eine Bedeutung. Fremdbestimmung gibt es aus meiner Sicht nicht nur von außen, sondern auch von innen. Obwohl wir vieles nicht oder nur schwer beeinflussen können: Allein unser Denken, Fühlen und Handeln zu verstehen, hilft uns dabei, angemessen zu erwarten, zu handeln und einzufordern. Daher soll das Lesen dieses Buches auch eine Reise zu dir sein. Denn alles, was dich ausmacht, was du im Leben erlebt oder nicht erlebt hast – im Guten und im Schwierigen –, spielt für die Geburt eine mehr oder weniger große Rolle:

- Wie bist du selbst zur Welt gekommen? Lass dir die Geschichte deiner eigenen Geburt von deiner Mutter erzählen. Interessant ist auch die Phase, als sie mit dir schwanger war. Welche Herausforderungen hatte sie vielleicht zu bewältigen? Wie war ihr Leben damals?

- Wie sind die Geburten in deiner Familie verlaufen? Bei deinen Geschwistern, aber auch besonders bei deinen Tanten und deinen Großmüttern?
- Wie viele Kinder haben deine Mutter und deine Großmütter geboren?
- Wie wurde über die Geburten in der Familie gesprochen? Positiv oder eher negativ? Oder blieb es ein Geheimnis?
- Gibt es in deiner Familie Mythen, Traditionen oder Aufträge in Sachen »Geburt«?
- Gibt es Tabus, Verluste, Traumatisierungen oder Trigger, welche aus der familiären Geschichte des Gebärens erwachsen sind?
- Hast du dich damit auseinandergesetzt oder hast du die Vorstellung, dass das für deine Geburt ohne Bedeutung ist?
- Überlege, woher deine inneren Haltungen zur Geburt herkommen, welche Konflikte du dazu hast und was du eventuell abwehrst.
- Wie steht es um deine Emotionen? Kannst du sie leicht zeigen, bist du offen, darüber zu sprechen, oder machst du das meiste mit dir selbst aus? Ist Gefühlsausdruck nicht so dein Ding?
- Wie gehst du mit Beziehung und Bindung um? Wie eng war die Bindung in deiner Ursprungsfamilie? Wie wurde über Gefühle und eventuelle Konflikte gesprochen?
- Welche Stärken und Schwächen bringst du mit? Ich lade dich ein, dazu eine Liste anzulegen. Dabei ist besonders die Liste deiner Stärken und Fähigkeiten wichtig. Es ist eine gute Idee, sie aufzuschreiben und dort hinzuhängen, wo du sie täglich sehen kannst.
- Welche Krisen hast du schon gemeistert? Was hast du daraus gelernt?

Ja, ich weiß, in diesen Fragen steckt viel Selbsterfahrung und systemisches Wissen – Themen, mit denen du dich im Alltag bislang vermutlich wenig auseinandergesetzt hast, auch weil du vielleicht annimmst, dass Geschehenes nun mal geschehen ist und nicht mehr veränderbar ist. **Aber spätestens zu dem Zeitpunkt, an dem du selbst Mutter wirst, also ein eigenes familiäres System aufbaust, solltest du dich ansatzweise mit all dem auseinandersetzen, was dich geprägt hat und entscheidend mit ausmacht.**

»Familie« ist schon lange nicht mehr definiert als Mutter-Vater-Kind, sondern als ein vielfältiges Konstrukt aus genetischen, epigenetischen und sozialen Rahmenbedingungen. Und genau deshalb ist es so wichtig, dass du dich im Zuge der Geburtsvorbereitung auch mit deiner Herkunft beschäftigst. Geburt ist ein Angelpunkt des Lebens – für Geborene und Gebärende –, ein Zeitpunkt, der alles bewusst oder unbewusst Ge- oder Erlebte mitgestaltet und beeinflusst.

Es kann helfen, auf deine Pubertät zurückzublicken, um deinen – zwar familiär geprägten, aber durchaus veränderbaren – Weg zu definieren und auszurichten. Pubertät ist ein Ringen um das Annehmen und Ablehnen von Herkunft und funktioniert wie so vieles nach dem System von These und Antithese. Viele finden im Laufe des Lebens ihren eigenen Weg meist irgendwo in der Mitte.

Prüfe einmal für dich, welchen Weg du eingeschlagen hast. Lebst du die Werte deiner Eltern (»Bei uns macht man das so!«)? Oder lebst du genau das Gegenteil, grenzt dich ab von dem, was du nicht sein willst? Das ist dann nicht zwangsläufig der Weg der Freiheit und der Selbstbestimmung, sondern oft eben nur eine Antwort auf etwas, das wir ablehnen.

Konntest du dich wirklich befreien, oder kommen die familiären Impulse doch noch immer irgendwie und irgendwo – vielleicht sogar noch bestimmend – an die Oberfläche, meist ohne dass du dir dessen bewusst bist?

Wir sind gerne Gewohnheitstiere und scheuen die Anstrengungen konflikthafter Veränderungen. So gelingt es uns oft, im Außen sichtbar neue Akzente zu setzen – im Kern bleiben wir aber ein Abbild von Vater und/oder Mutter.

All diese Fragen sind deswegen so wichtig, weil die Antworten dir bei der Geburtsvorbereitung helfen, deinen Weg der richtigen Erwartungen und Möglichkeiten, deine familiär geprägten Ressourcen und Belastungen zu erkennen. Erst dann kannst du Strategien entwickeln, sie zu integrieren oder aktiv zu verändern. Dafür hast du neun Monate Zeit – eine Spanne, die sicher nicht alles auf den Kopf stellen wird, aber hinreichende Impulse liefert, Geburt und Geburtserfahrung in deinem Sinne zu gestalten.

Also komm – soweit möglich – mit deiner Mutter und/oder deinen Großmüttern in Kontakt und suche das Gespräch. Du wirst vielleicht Unbekanntes ans Tageslicht bringen, eventuell aber auch scheitern, weil du auf eine Mauer des Schweigens triffst. Dann hast du vielleicht wunde Punkte angetippt, Verdrängtes aktiviert. Das ist meist der Moment, an dem du wahrscheinlich nicht weiterkommst. Dann bleibt dir nur, mit dem zu arbeiten, was du weißt. Es reicht vielleicht aber auch aus, um eine Idee von *deinem eigenen* guten Weg zu entwickeln – ein Weg, von dem du auch einmal abweichen kannst, ohne dadurch allzu irritiert zu werden.

Natürlich wirst du dir Fragen stellen, wenn du dein persönliches Ziel nicht erreichst. Du magst grübeln und alles im Innen und Außen durchgehen, um Antworten zu finden. Vielleicht hilft dir dann die Erkenntnis, dass es eben nicht immer Antworten gibt. Wenn du aber im Vorfeld die richtigen Fragen gestellt und so viel wie möglich für dich beantwortet hast, dann fällt es dir leichter, das Unerklärliche anzunehmen. Also stell dich den Fragen rund um deine Herkunft – denn das hat nicht nur für die Geburt, sondern für dein ganzes Leben einen hohen Stellenwert.

Stecken geblieben – erst Mutter, dann Kinder

Eine Frau, die ihre Söhne mit Notkaiserschnitt geboren hatte, erzählte über ihre eigene Geburtsgeschichte, die sie häufig von ihrer Mutter erzählt bekam:

»Wenn meine Mutter von meiner Geburt sprach, konnte ich ihren Schrecken noch immer spüren. Nach zermürbenden Stunden kam es zum Geburtsstillstand. Wehenmittel halfen nicht weiter. Mein Kopf war zwar schon in den Geburtskanal gerutscht, war dann aber irgendwie stecken geblieben. Der Chefarzt wurde ganz blass und murmelte vor sich hin: ›Mein Gott – Kaiserschnitt verpasst, das Kind kriegen wir da nicht mehr raus, was machen wir bloß?‹ Dann herrschte plötzlich hektische Betriebsamkeit im Kreißsaal, und meine Mutter – die natürlich auch schon ganz panisch war – bekam eine Vollnarkose. Der Arzt holte mich mit der hohen Zange. Zum Glück trug ich keine körperlichen Schäden davon. Aber inzwischen ist mir klar, dass ich unter der Geburt meiner Söhne all dies wieder unbewusst in mir hatte. Alte Traumata sind da wohl wieder aufgebrochen und auch bei mir kam es zum Geburtsstillstand (zweimal) und beide Male endete die Geburt, die ich eigentlich ganz natürlich gestalten wollte, in einem Kaiserschnitt, den ich lange Zeit nicht annehmen konnte. Erst als ich diese Zusammenhänge erkannte, konnte ich auch verstehen, was damals passiert war, und ich konnte mir selbst ›vergeben‹.«

Bei dieser Frau führten das eigene Geburtserleben und die ergänzende Schilderung der eigenen Mutter dazu, unbewusst Geburt mit der alten, tief im kollektiven Unterbewusstsein verankerten Angst vor dem »tödlichen Steckenbleiben« zu verknüpfen. Diese verdeckte Angst beeinflusst den physiologischen Geburtsverlauf auf der biopsychosozialen Ebene. Der Geburtsstillstand ist dann fast vorprogrammiert. Gleichzeitig kann dies dem Kaiserschnitt als unbewusste Lösung den Weg ebnen, weil das Kind dann gar nicht den gefährlichen Weg durch den Geburtskanal gehen muss. Der OP wird so zum Fluchtraum. Möglicherweise hätte man diese Angst in der Schwangerschaft auflösen können und damit zumindest einen besseren Boden für eine physiologische Geburt bereitet. Im Zuge dieses Suchens und Gewahrwerdens ist es wichtig, auch eine positive Einstimmung zu erfahren.

Kein Wunder – nur ein Möglich machen

Wenn Natur, Mindset und ein kleiner Schutzschirm gut zusammenarbeiten, geschieht manchmal Unglaubliches:

»Das muss nun wirklich der Chef entscheiden« – so wurde mir eine Frau zur Geburtsplanung geschickt. Die 35-jährige Caro hatte bereits zwei Kaiserschnitte hinter sich und war nun unerwartet mit Zwillingen schwanger. Das Ganze wurde dadurch kompliziert, dass die Kinder sich einen Mutterkuchen teilen mussten und der zweite Zwilling sich in Beckenendlage befand.

Caro suchte verzweifelt eine Klinik, die ihr zumindest den Versuch einer physiologischen Geburt anbot. Nach meiner Erfahrung würden in Deutschland wahrscheinlich 99 Prozent der Geburtshelfer in dieser Situation einen Kaiserschnitt in der 37. Schwangerschaftswoche dringend empfehlen.

Vor mir saß eine relativ schlanke, sehr selbstbewusst und stimmig wirkende Frau, die zwar ein starkes Mindset hatte, aber zugleich betonte, dass sie ihren Wunsch nicht um jeden Preis erfüllt sehen möchte.

Mir war schnell klar, dass ich Caro unbedingt eine Chance geben wollte. Zunächst erklärte ich ihr, dass wir durch engmaschige Kontrollen bis zum errechneten Termin warten könnten, dass ich dann aber auch den Zeitpunkt für einen Kaiserschnitt gekommen sähe. Denn eins war völlig klar: Diese Geburt konnte und durfte nur dann physiologisch ablaufen, wenn sie völlig interventionslos ablief. Jeder noch so kleiner Eingriff würde eine unheilvolle Spirale lostreten.

Eines meiner erfolgreichen Prinzipien war immer: Je mehr »high-tech« eine Geburt war, desto »lower touch« musste sie begleitet werden. Und eine weitere Bedingung musste erfüllt sein. Sowohl ich, als auch die leitende Hebamme, mussten verfügbar sein, denn nur wir wollten und konnten die Endverantwortung tragen.

Caro war mehr als glücklich über unsere gemeinsam vereinbarten Planungen und begab sich ab der 37. Schwangerschaftswoche in die engmaschige Betreuung durch einen ausgewiesenen Pränataldiagnostiker, der immer wieder die störungsfreie Entwicklung der Kinder bestätigte.

Der errechnete Termin rückte näher, so nahe, dass der Kaiserschnitt bereits vorbereitet und geplant wurde. Caro sollte am errechneten Termin um sieben Uhr in die Klinik kommen. Die OP war für acht Uhr geplant. Um drei Uhr kam sie mit re-

gelmäßigen Wehen. Das Geburtshelferteam war zufällig vor Ort. Ich sperrte zur Sicherheit den Operationssaal, um jederzeit eingreifen zu können.

Natürlich standen die Zwillinge dauerhaft unter der Kontrolle ihrer Herztöne. Caro machte das unfassbar gut und gebar völlig reibungslos nach drei Stunden den ersten Zwilling. Wie vorher besprochen, drehte sie sich danach fast intuitiv in den Vierfüßlerstand und zehn Minuten später kam der zweite Zwilling problemlos aus Polage zur Welt. Beide Kinder wogen fast exakt 3000 Gramm. Caro hatte keine Geburtsverletzungen und war unfassbar stolz. Wir auch! Die beste Geburtshilfe ist oft die, welche einfach nur beobachtet! Natürlich mit Netz und doppeltem Boden! «

Leider werden gerade die ermutigenden Geschichten viel zu selten weitergegeben. Eine tolle »Auffangeinrichtung« sind hier zum Beispiel Erzählcafés. Hier treffen sich verschiedene Generationen zum Austausch über mutmachende Geburten und die Erfahrung, dass Geburt schon zu allen Zeiten eine Phase der Ermächtigung von Frauen war.

Auch Geschichten vom familiären Gebären zu erzählen, ist wichtig – doch Voraussetzung ist, dass die Beziehung zwischen den baldigen Großeltern und werdender Mutter das zulässt. Wenn diese gestört ist, dann fällt das Sich-Öffnen gerade bei so existenziellen Erfahrungen schwer.

Zusammenhänge erkennen und Belastendes vermeiden

So kam einmal eine Frau nach der zweiten unkomplizierten Geburt wegen tiefer Traurigkeit in meine Nachbesprechungssprechstunde. Die Geburt hatte sie, wegen Überfüllung der Klinik, eigentlich allein in einer Abstellkammer gemeistert. Neben Stolz fühlte sie aber Wut und Traurigkeit und konnte sich das nicht erklären. Als Therapeut hat man manchmal eine undefinierte Spur, die einem aber erlaubt, im richtigen Moment die richtigen Fragen zu stellen. »Sind Sie denn überhaupt von einer Hebamme betreut worden?«

»Ja, eine ältere Hebamme war gelegentlich dazugekommen. Sie war freundlich, aber sichtlich mit anderem beschäftigt.«

»Wie ist denn Ihre Beziehung zu Ihrer Mutter?«

Darauf fing sie an heftig zu weinen und bemerkte, dass sie wegen ihrer Mutter, die nie verfügbar war, in Psychotherapie sei. Und schon hatten wir die Erklärung. Bei der Geburt ihres Kindes stand – wie über weite Teile ihres bisherigen Lebens – eine Mutter nur begrenzt an ihrer Seite.

Das Verstehen der Zusammenhänge half ihr sehr – vor allem auch in Bezug auf das eigene Muttersein, das sie besser angehen wollte.

Wäre diese Vorgeschichte bekannt gewesen, wäre ihr vielleicht eher eine junge Hebamme zur Seite gestellt worden. Dann wäre es nicht zum situativen Trigger aufgrund einer belastenden biografischen Erfahrung gekommen.

Ebenso wichtig ist es, sich den unerfreulichen Geburtsgeschichten der Familie anzunähern. Fehl- und Totgeburten, aber auch möglicherweise geburtsbedingte Einschränkungen schüren Wiederholungsängste. Wenn dann von »schlechten« oder »auffälligen« Herztönen beim Kind die Rede ist, oder Herztöne »gesucht« werden müssen, kommen schnell die Bilder des Verlustes aus der Familiengeschichte ins Visier und können störend – ja verstörend – wirken.

Vielleicht fragst du dich: Ist es dann nicht sogar besser, nichts zu wissen, nach dem Motto: Was ich nicht weiß, macht mich nicht heiß? Ich meine nicht, denn auch unbewusst wirkt das Trauma ja nach und mischt sich ein. Es zu kennen und ihm zu begegnen in Kenntnis seiner Besonderheiten, gibt dir die Möglichkeit der Vermeidung, der Umgehung, der Annahme und sogar der Heilung. Darauf gehe ich an anderer Stelle noch einmal vertieft ein.

Wie unveränderbar prägend aber familiäre Einflüsse sein können, zeigen zwei andere Fallbeispiele:

Wenn das Umfeld Einfluss nimmt

*Eine sehr zarte und kleine Frau saß vor mir und erzählte, dass alle aus ihrem Umfeld – Familie, Bekannte, Freund*innen, Lehrer und Ärzt*innen – ihr aufgrund ihrer Konstitution immer wieder eingebläut hätten: »Du kannst schon froh sein, wenn du schwanger wirst, ein Kind gebären kannst du nie.« Diese Prophezeiung ließ sich nicht verändern. Es gab für die Schwangere keine Alternative zum Kaiserschnitt. Den hat sie auch bekommen und war damit zufrieden, weil es für sie gefühlt keine Alternative gab.*

In einem anderen Fall erschien eine 16-Jährige im Beisein von Mutter und Schwiegermutter, welche beide ausschließ-

lich mit Kaiserschnitt entbunden hatten und das jetzt auch für die junge Schwangere wollten. Dagegen war selbst ich machtlos – der Teenager gleichermaßen. Die junge Frau konnte in dieser Situation gar nicht selbstbestimmt entscheiden, weil sie in großer Abhängigkeit von den betreuenden Müttern war, die natürlich in allem den Takt vorgaben. Wir konnten uns darauf verständigen, den Geburtsbeginn abzuwarten. Am Ende wurde es dann doch ein Kaiserschnitt – möglicherweise als eine sich selbst erfüllende Prophezeiung.

Das Auf- und Einarbeiten der Familiengeschichte ist also einer der wichtigen Bausteine bei der Vorbereitung auf die Geburt. Da kann es dann auch passieren, dass du berichtest, dass es in deiner Familie immer nur Kaiserschnitte gab. Das kann entmutigen und dir die Idee vermitteln: »Wir können das nicht.« Es kann aber auch dazu führen, dass du eine Antithese entwickelst: »Ich will dieses Muster durchbrechen.« Das kann gewaltig motivieren und ein Mindset schaffen, welches – sofern es keine anatomischen oder anderweitigen Hindernisse gibt – wirksam und erfolgreich sein kann.

Möglich ist auch, dass dir deine Mutter Positives vom Kaiserschnitt erzählt hat. Lass dir das dann genau erklären und erzählen. Du bist dann jedoch keineswegs zum »Kaiserschnitt geboren«. Selbst wenn du selbst schon mal einen Kaiserschnitt hattest, hast du beste Chancen (bis zu 80 Prozent), in der Folge natürlich zu gebären. Es gibt nur dann eine sich selbst erfüllende Prophezeiung, wenn du große Zweifel in Bezug auf dein Gebären hast. Wenn du aber, was ich hoffe, an deine Gebärfähigkeit glaubst, hast du die beste Voraussetzung für die Geburtserfahrung deiner Wahl – natürlich ohne Garantie, wie du hier ja immer wieder lesen wirst.

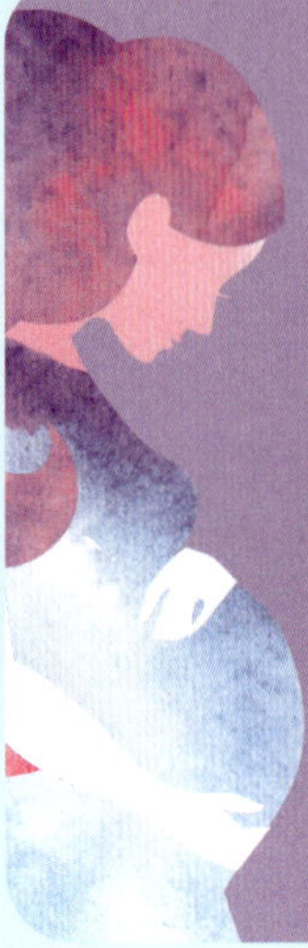

4. WOMIT KANN, DARF, MUSS ICH RECHNEN – ODER AUCH NICHT?

Bis hierhin ist hoffentlich klar geworden, dass ich dich in Sachen Geburt zunächst einmal auf die positive (Placebo-) Seite ziehen möchte, weil sie das für dich Gute beflügelt und Zweifel von dir fernhält. Gemäß meiner Philosophie fange ich bei diesem nicht ganz so einfachen Thema also auch mit dem Positiven an.

Für Frauen und ihre Geburten – ja inzwischen auch die Geburtsbegleiter – ist in der Zeit, die ich überblicke, viel geschehen. Die Gebärräume sehen nicht mehr wie Operationssäle aus, und alle möglichen Interventionen bei der Geburt wurden verfeinert und weiterentwickelt. Wir wissen heute im Vorfeld viel mehr vom Kind und können seine Versorgung anpassen. Begriffe wie Respekt und Selbstbestimmung haben einen Stellenwert bekommen. Neue Leitlinien haben die Evidenz auf bessere Beine gestellt und sorgen, wenn sie denn umgesetzt werden, für mehr Spielraum. Auch wenn es oft mehr digitale Nachrichten als echte Informationen sind: Frauen haben heute bessere Möglichkeiten, sich zur Geburt angemessen zu informieren und sich darauf vorzubereiten. Das System ist nach innen und außen sicher ein Stück frauzentrierter geworden. Patriarchale Strukturen findest du vor allem dann, wenn die Angst der Geburtshelfer entgleist und dich ein »Notfallszenario« bedrohlichen Ausmaßes dazu zwingt, alles mitzumachen.

Jede hat weiter das Recht der freien Wahl des Geburtsortes und kann sich darauf verlassen, dass bei der Geburt immer eine Hebamme anwesend ist. Mit den Hebammenstudentinnen wächst eine neue Generation heran, die mehr Respekt für sich einfordert und daher selbstbewusster und respektvoller auftritt. Sie setzen auf Teamarbeit, was historische Hierarchien absehbar verändern wird. Der hebammengeleitete Kreißsaal mit neuen Betreuungskonzepten wird sich nach und nach durchsetzen, und neue, breite und geöffnete Klinikkonzepte werden der Vielfalt an Anforderungen, Wünschen, Notwendigkeiten, Einschränkungen, aber auch Möglichkeiten auf allen Versorgungsebenen besser gerecht. Wenn auch nicht immer einig, haben alle Profis in der Geburtshilfe und -medizin klare Vorstellungen von Verbesserungen und Entwicklungen in ihrem Wirkungsbereich. Diese haben sie an die Politik, die Gesetzgebung und andere Weichensteller im Gesundheitswesen adressiert.

So weit, so gut.

In der Geburtshilfe haben also viele Menschen gute Ideen und sind guten Willens, dass du im ganzheitlichen Sinnen zur guten Geburt kommst und begleitet wirst.

Ja, jetzt kommt das Aber:

Neben Vertrauen in dich, deine richtige Wahl des Geburtsortes, deine angemessene Informiertheit und Vorbereitung, deine/n Partner*in, dein Kind, neben grundsätzlichem Wohlwollen in Bezug auf deine Geburtshelfer rate ich dir ein gesundes Misstrauen mitzubringen, welches dafür sorgt, dass du mit Betreten deiner Geburtsbühne erst einmal dein Umfeld, dein Bühnenbild und die »Zuschauer« checkst, bevor du dich in deine Rolle versenkst.

Frag nach den Rahmenbedingungen der Abteilung, was Räume und Personal betrifft:

- Ist eine kontinuierliche Betreuung zu erwarten?
- Kläre die Chemie mit »deiner« Hebamme. Zur Not kann es noch einen Wechsel geben.
- Weiß sie, welchen Betreuungsstil du dir wünschst?
- Weiß sie, was du wissen möchtest und was nicht?
- Kennt sie deinen Geburtsplan, dein Mindset, deine Trigger, deine Vorgeschichten?
- Gehört sie zu den Zuversichtlichen oder den Zweifelnden?
- Achte auf Worte, Kommunikation und deine »Behandlung«.
- Trau deinem Gefühl im Guten wie im Schlechten und besprich es mit deiner*m Partner*in.
- Erinnere daran, dass du an allen Entscheidungen beteiligt werden möchtest und es für alles deine Erlaubnis braucht.
- Welche Ärzt*innen sind zuständig? Ist der/die Oberärzt*in im Haus? Ist ein erfahrener Geburtshelfer im Hintergrund ansprechbar?
- Wenn du von einer jungen Hebamme betreut wirst, lohnt sich die Frage: Ist zur Not eine erfahrene Hebamme verfügbar?
- Sind alle Gebärräume besetzt? Wie viele Geburten muss deine Hebamme mitbetreuen?

Wenn dann alles halbwegs geklärt ist und du dich darauf einlassen kannst oder auch musst, **rate ich dir, den Kontrollmodus zurückzufahren und dich zunehmend auf dich, deinen Körper und dein Kind zu konzentrieren und dich gleichzeitig der Geburt ein Stück weit hinzugeben.** Öffnung lebt von Hingabe – das gilt nicht nur für die Geburt. Ich wünsche dir, dass es gar nicht oder nur selten vorkommt, dass dein innerer und äußerer Kontrollmodus wieder anspringt, weil Eingriffe nötig werden oder Emotionen dich an den Rand des Kontrollverlustes bringen. Nimm mit, dass es für fast alles ein Mittel gibt. Auch ein Wechsel in der Betreuung darf dann zumindest kein Tabu sein, wenngleich er mitunter schwer umsetzbar sein kann.

Und eins ist noch ganz wichtig: Was getan wird oder werden muss, ist das eine. Als Laie hast du hier nicht viel Spielraum, außer Zustimmung oder Ablehnung. Dabei solltest du wissen, dass auch die Fachleute sich nicht immer einig sind und Situationen unterschiedlich einschätzen und bewerten. Das macht es für dich mitunter noch schwieriger. Da hilft es, mit dir selbst (deinen mutigen und deinen ängstlichen Anteilen), deiner*m Partner*in und dem Kind – ja, besonders auch mit ihm! – zu sprechen und ein »Meinungsbild« einzuholen. Da erheben sich mehr oder weniger laute Stimmen und helfen dir, den gefühlt richtigen Weg zu gehen.

Das viel Wichtigere aber ist die Kommunikation rund um die Entscheidungsfindung. Spürst du Empathie und Verständnis? Kann dein Gegenüber den Elfenbeinturm der eingeschränkten wissenschaftlichen Studienlage verlassen und sich auf dich und deine Sichtweisen einlassen? Spürst du Respekt und Augenhöhe oder herablassend Patriarchales? Ist alles verständlich und wird nachgefragt, ob du es verstanden hast? Gibt es Kompromisse oder Absolutismus in der Deutungshoheit?

Für all diese und noch viel mehr Fragen brauchst du im Grunde keine Liste. Denn meist ist dies das »All inclusive« guter Betreuung und Kommunikation. Wenn dein Gefühl aber an einer Stelle den warnenden Finger hebt, dann stimmt etwas nicht. Dann solltest du überprüfen, ob du noch Vertrauen hast. Natürlich haben Geburtshelfer mal einen schlechten Tag, sind im Stress, überfordert oder haben Kommunikation einfach nie richtig gelernt. Über all dies kannst du sprechen und es für dich einordnen. Wenn du verstanden hast, warum gar nicht oder nur ruppig gesprochen wird, kannst du damit entsprechend umgehen.

Trotzdem solltest du gerade dann auf das immer mögliche Minimum an Betreuung und Kommunikation pochen und an einen einfachen Grundsatz erinnern: **Schlechte Kommunikation dauert genauso lange wie gute.**

Wenn du also merkst, dass die Kommunikation mit deiner Hebamme oder anderen Geburtshelfern für dich nicht optimal verläuft, wenn du das Gefühl hast, dass du mit deinen Wünschen nicht ernst genommen wirst, ist es eine gute Idee, es direkt anzusprechen:

»Ich fühle mich gerade nicht verstanden.« Oder: »Ich verstehe gerade nicht, weshalb … Könnte es sein, dass …?« und jetzt bitte konkret werden. Auch der Hinweis auf den Geburtsplan, den du vielleicht vorab gemeinsam mit der Klinik durchgesprochen hattest, ist an dieser Stelle hilfreich. Lass dir erklären, warum davon abgewichen wird.

Und wenn du selbst nicht weiterkommst? Dafür hast du deine*n Begleiter*in, der/die mit anderem Blick und in anderem Zustand das Sprechen übernehmen kann: wertschätzend, aber klar und deutlich, erbittend und nicht einfordernd, verständnisvoll und um Verständnis werbend. Das führt wieder auf den Weg – mit neu sortierter, vielleicht verringerter Unterstützung, die aber wenigstens berechenbar wird und die du dann auch als echte Betreuung empfindest und erlebst.

Wenn ich Frauen nach der Geburt nach ihrer Betreuung gefragt habe und sie zufrieden waren, stellte ich bald fest, dass jede etwas anderes damit verband. Eine »gute« Betreuung ist also sehr individuell und sehr unterschiedlich.

Die eine fühlt sich gut betreut, wenn die Hebamme sie einfach machen lässt und nur da ist; die andere, weil ihr klar die Richtung vorgegeben wird; die dritte, weil der Partner so liebevoll eingebunden wird; eine weitere, weil die Hebamme länger bleibt. **Wenn die Chemie stimmt, eine Hebamme spürbar liebevoll, zuge-**

wandt, authentisch, empathisch, beteiligend, traumasensibel, feinfühlig und frauzentriert auftritt, spricht und handelt, dann fühlen sich die allermeisten Frauen gut betreut.

Allerdings: Auch wenn deine Hebamme glaubt, genau dies zu tun, heißt das noch lange nicht, dass du das auch so empfindest. Dann liegt oft ein falsches Selbstbild oder Selbstverständnis, eine Kommunikationsstörung oder eine fehlende Passung vor, wenn beispielsweise die Chemie von Anfang an nicht stimmt. Das kann im Einzelfall durchaus mal vorkommen. Für dich bedeutet all dies: **Gute Betreuung liegt dann vor, wenn *du* dich gut betreut fühlst.** Du entscheidest, manchmal mit deinem Kopf, manchmal mit deinem Bauch, manchmal mit beidem! Du kannst, darfst, sollst und musst dir da ganz vertrauen. Du trägst so gut wie nie Verantwortung für eine schlechte Betreuung. Die liegt in der Situation, der Struktur oder dem persönlichen »Versagen« deiner Betreuer*innen. Zwar musst du dich manchmal auch dann, wenn du selbstbestimmt mit Geburtsplan und klaren Vorstellungen und Erwartungen auftrittst, im Notfall »unterordnen« – ansonsten heißt respektvolle, gute Betreuung jedoch, dich mit deinen Wahrheiten ernst zu nehmen und sie gleichrangig und abwägend in ein Konzept einzubinden, bei dem wirklich geteilt und nicht nur ausgeteilt wird!

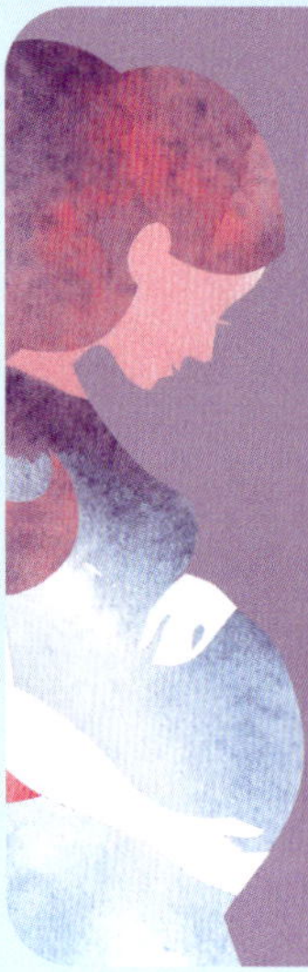

5. DAS MINDSET – ÜBERZEUGUNGEN, DIE DEINEN WEG BESTIMMEN

Im dritten Kapitel haben wir uns viel mit Prägung und Herkunft beschäftigt. Die Gene sind das eine, ihre Inbetriebnahme durch epigenetische Phänomene das andere. Der neue Forschungszweig der Epigenetik baut auf der Erkenntnis auf, dass wir zwar eine genetische, vererbbare Grundausstattung haben, dass es aber von vielen Faktoren unserer Umwelt – im Prinzip von allem, was wir erleben – abhängt, ob die genetischen Schalter auch »angeknipst« werden.

Derzeit entwickelt die moderne Neurobiologie die Idee, dass wir Menschen stärker vorprogrammiert sind, als uns vielleicht lieb ist. Das wird »predictive coding« genannt. Dieser Theorie zufolge ist eigentlich unser ganzes Leben durchgeplant bis ins Detail. Demnach steht zum Beispiel von Beginn an fest, wann wir unsere Blinddarmentzündung bekommen.

Von diesem Lebensplan – unserer inneren Gebrauchsanweisung – haben wir kaum Ahnung, zumindest was die Ursachen unseres Tuns und Nichttuns betrifft.

Wie für den Adler der Wind, so ist auch für uns das, was uns durchs Leben trägt, unsichtbar.

Jetzt wirst du einwenden: Moment mal – ein wesentliches Merkmal des Menschen ist doch seine Freiheit, sein persönlicher Wille, seine Möglichkeiten, zu wählen und zu entscheiden.

Das ist grundsätzlich richtig, aber natürlich unterliegen all diese Prozesse des Wünschens, Erwartens, Entwickelns und Umsetzens den Einschränkungen von Prägung, (Un-) Möglichkeiten und Haltung. Du bist also bei allem, was du tust, in eine bestimmte Spur gestellt und unterliegst Vorurteilen, die es dir ermöglichen, nicht alles immer wieder neu zu prüfen.

Du machst Erfahrungen, die du abgleichst, filterst und bewertest – du empfindest und befindest, bewegst dich aber in einem Korsett des Vertrauens und Misstrauens, in einer einerseits relativ rigiden, andererseits aber doch veränderbaren Mischung. Die Neurobiologen nennen das »Plastizität«.

Wie ein Bildhauer oder Maler hast du zwar innere und äußere Vorgaben, aber was du damit machst, unterliegt der Reflexion, dem Prozess, der Herangehens- und Sichtweise. Ein Bild kann verändert, weiterentwickelt, aber auch vernichtet werden. Auch dein Leben durchziehen Prozesse der Veränderung, denn Lernen, Spiegeln, Selbsterfahrung funktioniert grundsätzlich ein Leben lang. Du bist also einerseits unveränderbar, andererseits aber in stetem Wandel. Immer begleiten uns Konflikte des Bleibens und Gehens, eine Ausrichtung an Beständigem oder Fremdem, an Sicherem oder Neuem.

Der Mensch musste sich immer anpassen, Neuland betreten, sich schwingungsfähig zeigen, das ist ein Gesetz der Evolution. Und es ist oft relativ einfach auch bei sich selbst das Potenzial der Plastizität zu nutzen. So ist es mir – einem Fleisch-, Fisch- und Milchprodukte-Fanatiker – in kurzer Zeit gelungen, auf die gewünschte vegane Ernährung meiner Familie umzuschwenken.

Ich habe jetzt verstanden und angenommen, dass der Milchkaffee nun nach Hafer schmeckt.

Eine ähnliche Erfahrung habe ich vor langer Zeit in Tibet gemacht. Tibeter reichen Gästen gerne Buttertee. In Sachen Tee war ich vorgeprägt, es gab in mir eine klare Vorstellung, was das ist. Dieser Buttertee hatte aber nun gar nichts mit meiner inneren Vorstellung zu tun. Er erfüllte keines meiner Teekriterien. Ich war also gezwungen, mir eine neue Vorstellung von dem zu machen, was ich gerade zu mir nahm. Ich landete bei Gemüsesuppe. Auf diese Weise neu programmiert, war das Getränk nicht nur lecker, sondern sogar sättigend. Ich hätte natürlich auch entscheiden können, den Tee dankend abzulehnen. Aber so gelang es mir, durch ein »Reframing« dem Unbekannten den für mich passenden und damit annehmbaren Rahmen zu geben.

Wie sieht es mit dem »Framing« von Geburt aus? Unendlich viele Begriffe meinen nicht das, was sie bedeuten oder bedeuten nicht das, was sie meinen – wir Menschen sind schließlich »erzählende Affen«[3] und erschaffen Zuschreibungen, die eine negative oder positive Voreingenommenheit (*bias*) erzeugen.

Zur Geburt gibt es traditionell ein klares Narrativ. Es speist sich im Wesentlichen aus dem Alten Testament und dem Sündenfall. Geburt ist hier ein göttlicher Akt der Strafe. Tatsächlich liegt dabei jedoch ein Übersetzungsfehler vor. Im Original war wohl nur von »anstrengend« die Rede.

Geburt unterliegt historisch auch der Erfahrung von Verlust und Einschränkung. Dazu trägt die Evolutionspsychologie bei, die uns negative Erfahrungen viel stärker erinnern lässt als angenehme: Wenn Gefahrensituationen besonders zugänglich abgespeichert werden, so kann bei einer ähnlichen Situation vielleicht angemessener reagiert werden. Aus der Perspektive der Evolution und des Überlebens ist das sinnvoll. Es hat allerdings auch zur Folge, dass traumatisierte Frauen die Orte, die mit dem

Trauma verbunden sind, nicht mehr aufsuchen wollen. Sprich: Wer im Krankenhaus schlechte Erfahrungen gemacht hat, dürfte daraus resultierend möglicherweise Probleme im Geburtsverlauf bekommen, weil es schwerfällt, sich an diesem Ort, der als nicht sicher abgespeichert ist, zu entspannen und die Kontrolle aufzugeben, weil unbewusst eine Hab-Acht-Stellung aktiviert ist.

Auf einem Bild mit zehn Rosen, von denen eine verwelkt ist, sehen wir primär genau diese und würden, befragt nach Auffälligkeiten, nicht darauf hinweisen, dass auf dem Bild neun schöne Rosen zu sehen sind. Auch in Beziehungen fällt der Blick nach Ablegen der rosaroten Brille des Verliebtseins schnell auf all die Schatten des Partners, welche sich ins Zentrum spielen und den, ja immer noch vorhandenen, Zauber verblassen lassen.

Geburt wurde über Jahrtausende zur Metapher für Leid und Schmerz – kollektiv abgespeichert, kollektiv gefürchtet. Diese negative Voreingenommenheit, unterstützt von Begriffen wie »Wehe«, schafft am Ende eine negative Erwartungshaltung und eben oft auch eine sich selbst erfüllende Prophezeiung. Hinzu kommt: Wenn du dich zur Geburt informierst, hörst du viel von Trauma und Gewalt in zahlreichen Facetten, und schon wird Geburt zum Schreckgespenst. Wenn du dann noch hörst, dass es insbesondere das Unvorhersehbare, Unkontrollierbare und Außergewöhnliche ist, was uns je nach Prägung ängstlich stimmen kann – so wie deine Geburt! –, dann bleibt erst einmal wenig Zuversicht und Hoffnung, um Geburt selbstbestimmt und selbstermächtigend zu erleben.

Aber du hast jetzt die Möglichkeit, dich »neuen« Narrativen und Geschichten anzuschließen. Unter Stichworten wie selbstbestimmte Geburt, orgasmic birth, hypnotic birth, green birth findest du im Netz (siehe Adressteil hinten) viele neue Betrachtungsweisen von Geburt, die stärkend und selbstermächtigend sind. Sicherlich darfst du diese genauso kritisch prüfen, weil auch sie nicht automatisch Heilsversprechen sein können. Es gilt das

Sowohl-als-auch. Auch hier brauchst du Schwingungsfähigkeit, Anpassungsfähigkeit, die Akzeptanz für Notausstiege.

Aber wichtig ist auf jeden Fall, dass du Horrorszenarien hinter dir lässt – immer dann, wenn das Damoklesschwert befürchteter Risiken über dir schwebt, hilft dir Gelassenheit und ein guter Umgang mit deinen Sorgen, Ängsten und unangenehmen Gefühlen. Diese kannst du positiv nutzen, indem du sie als Mittel für Achtsamkeit und Anregung siehst. Und zwar erst in der Situation, wenn es akut etwas zu bewältigen gilt, und nicht schon zu einem Zeitpunkt, zu dem noch gar nichts eingetreten ist. Du brauchst also im Vorfeld keine Angst vor dem Schmerz der Geburt haben, kannst aber natürlich Angst bekommen, wenn es wirklich schmerzhaft ist. Dann kann die Angst dir Flügel verleihen, dich aber auch ermutigen, Hilfe anzunehmen.

Im Vorfeld bleibt es daher wichtig, die ganzen »Wenns und Abers« rund um die Geburt nicht immer in den Mittelpunkt zu rücken, sondern nur dosiert und passend zu dir, deiner Persönlichkeit, deiner Psychologie. Es gibt keinen Grund, der Geburt mit Angst zu begegnen – mit Respekt jedoch allemal.

Geburt ist im Grunde gut – so wie der Mensch auch[4]. Es sind die Umstände, die Geburt zu einem Erlebnis zwischen Traum und Trauma machen können. Du, die du ja in »anderen Umständen« bist, hast genau deswegen die Chance, es anders, persönlich und befreit anzugehen und dabei immer Selbstbestimmung – sogar beim gefühlten Scheitern – zu erleben. Selbst für Gewalt findest du eine Antwort – vorher und nachher.

Vielleicht wunderst du dich, dass im Zusammenhang mit Geburt auch von Gewalterfahrung gesprochen wird. Das wird seit geraumer Zeit in Fachkreisen und frauenbewegten Zusammenhängen diskutiert. Im Moment der Geburt kann sich eine Frau sehr ausgeliefert fühlen, deshalb ist eine gute Begleitung im Kreißsaal auch so wichtig, sei es durch den/die Partner*in oder eine

Doula. Nach der Geburt gibt es die Möglichkeit der Nachbesprechung, der digitalen Rückmeldung über Plattformen, sowie vielfältige Unterstützung über Hilfetelefone und Anlaufstellen.

Dadurch, dass du dir Mittel zur Entlastung suchen, sie finden und vor allem annehmen kannst, wird Belastung so manchmal auch zur Ressource.

Sei dir trotzdem bewusst, dass die Welt der Bibel und des Patriarchats eine wirkmächtige Sprache und Bedeutung entwickelt hat, die immer noch Druck auf Frauen ausübt und erst langsam und mühevoll infrage gestellt wird. Der Mythos, dass die anstrengende Geburt auch eine Strafe für die Erbsünde ist, geistert immer noch herum. Der Begriff »Wehe« ist mit Schmerz und Drohung assoziiert. Hebammen, die Geburten entgegen Gottes Willen im Mittelalter durch ihr Handeln beeinflussten, landeten auf dem Scheiterhaufen. All dies wird zwar nicht mehr »geglaubt«, aber es ist offenbar noch nicht gänzlich aus dem unbewussten Vorstellungsraum zum Thema Geburt verschwunden.

Ich verfolge mit diesem Buch das Ziel, dir zu helfen, deine Haltung zu sehen, zu spiegeln, zu überprüfen, und sie zu befreien von Ungewissheit, Mythen und eigenen Fesseln. Und sie gleichzeitig zu stärken, neu auszurichten oder zu verändern, so wie *du* es willst – nicht ich! Ich kann dir nur Wissen und Erfahrung zur Verfügung stellen, vielleicht auch ein wenig Weisheit – dir alles also an die Hand geben, um gut durch deine Geburt zu kommen.

All dies habe ich vorausgeschickt, damit du Zugang zu einem ganz wichtigen Begriff findest: dem Mindset.

Eigentlich kommt er aus der Sozial- und Wirtschaftspsychologie und bezeichnet die oft wenig veränderbare Grundhaltung zu wichtigen Lebensthemen und Werten. Was hat das alles nun mit Geburt zu tun?

Betrachten wir Werte, so geht es zentral immer darum, die vier psychischen Grundbedürfnisse des Menschen zu berücksichtigen: Kontrolle, Selbstwert, Bindung, Lust. Es ist nicht verwunderlich, dass diese Bedürfnisse gerade am Lebensanfang, aber auch am Lebensende eine große Bedeutung haben. Die Frage der hinreichend guten Geburt muss dies berücksichtigen. Und hier tauchen auch schon die zentralen Widersprüche auf. Jeder setzt bei diesen vier Bedürfnissen – je nach Biografie und Prägung – unterschiedliche Akzente. Wo verstärkt Kontrolle im Spiel ist, entwickelst du ein anderes Mindset, als wenn für dich Selbstwert, Bindung – mitunter sogar Lust – im Zentrum stehen.

Wenn du besonders die letztgenannten Bedürfnisse empfindest, wirst du eher zur Geburt als natürlichem Ereignis tendieren. Wenn Kontrolle bei dir im Fokus steht, wirst du mit Blick auf die Unplanbarkeit und belastenden Begleitumstände einer Geburt vielleicht eher zum Kaiserschnitt tendieren.

Natürlich steht jeder mit seinen Bedürfnissen immer ein wenig im Konflikt, und oft gibt es das eine nur auf Kosten des anderen. Wer sich einer Sache völlig (lustvoll) hingibt, muss ein Stück weit Kontrolle aufgeben. Das ist aus meiner Sicht ein Kernkonflikt bei der Geburt (dem Sex und dem Sterben übrigens auch), über den wir noch genauer sprechen werden.

Der Bonner Diplom-Psychologin und Wissenschaftlerin Dr. Lisa Hoffmann verdanken wir, dass das Mindset zur Geburt sehr intensiv beforscht wurde.[5] Sie fand heraus, wie stark das Mindset Geburten und alles, was damit zusammenhängt, beeinflusst – und wie wichtig es ist, dies zu kennen und gegebenenfalls an ihm zu arbeiten. Lisa Hoffmann kommt zu dem Schluss, dass das Mindset der Schwangeren einen Einfluss darauf hat, ob die Geburt später eher interventionsarm oder -reich verläuft. Neben anderen sind es ihrer Erkenntnis nach vor allem psychologische Faktoren, welche mit entscheiden, wie die Geburt erlebt wird und welche psychosozialen Folgen dies für die Familie hat.[6]

Meines Erachtens beginnt das Mindset mit der eigenen Geburt. Wir gehen davon aus, dass dieses Ereignis nicht erinnerbar und dennoch prägend ist. Empirisch und qualitativ erforscht gibt es viele Hinweise, dass Geburtsverläufe mit der Persönlichkeit und der psychosozialen Entwicklung korrelieren. Und natürlich auch das Mindset mitentwickeln.

Im nächsten Schritt wird das Mindset durch die Art und Weise, wie von der Geburt erzählt wird, beeinflusst. Auch ein Schweigen hierzu kann Bände sprechen und dein Mindset prägen. **Berichten Mütter positiv von der Geburt, so ist die Wahrscheinlichkeit hoch, dass auch ihre Kinder die anstehende Geburt grundsätzlich positiv bewerten werden.** Bei negativen Berichten ist es eher umgekehrt. Je nachdem, welche negativen Aspekte hier hineinspielen (Verluste, Krankheiten, Verletzungen, Traumatisierungen), werden Ängste mit all den Folgen für *dein* Mindset und *deine* Geburt geschürt.

Kontrollwünsche beinhalten auch die Kontinuität der Werte. Irritation fühlt sich nicht gut und eben schlecht kontrollierbar an. Daher versuchen wir naturgemäß, Bestätigung für unser Mindset zu finden.

Diese Sehnsucht nach einer inneren Linie ist ein starker Impuls. Wenn du glaubst, einen solchen »Anker« gefunden zu haben, versuchst du ihn unangreifbar zu machen: Du beginnst selektiv wahrzunehmen. Das Passende schafft es durch den Filter Widersprüche werden aussortiert.

Auch das Mindset kennt Licht und Schatten. Es blockiert Veränderung, selbst wenn sie bitter nötig wäre, aber es sorgt auch für Kontinuität und Verlässlichkeit.

Starke Mindsets können Wünsche wahr werden lassen. Die Kehrseite ist: Wehe, es klappt nicht! Dann ist die Enttäuschung umso größer. Wer partout nicht das bekommt, was er erwartet, ist dicht am Trauma.

Autonomiekonflikte

In einer Nachbesprechung konnte sich eine sehr selbstbestimmte Frau trotz wiederholter Analyse eines absolut unumgänglichen, aber unerwünschten Kaiserschnittes dieses »Versagen« partout nicht verzeihen. Auch der Versuch, zur eigenen Entlastung die Schuld den Begleitumständen anzulasten, scheiterte, da die Betreuung eher vorbildlich war. Am Ende lag es wohl daran, dass diese Frau das erste Mal große Abhängigkeit erleben musste, und dieser Autonomieverlust sie massiv psychisch erregte, gar traumatisierte. Ihr Mindset war der Wunsch nach innerer und allumfassender Kontrolle für alle Themen des Lebens – ein Wunsch, der bei Geburten nicht immer erfüllbar ist!

Ich habe aber auch erlebt, dass rigide Mindsets durch ergänzende oder neue Erfahrungen verändert werden können. Das setzt Offenheit voraus – auch die Möglichkeit der Selbstreflexion und inneren Fehlerkultur, der Kunst, sich eben auch infrage stellen zu können. Manchmal schenkt uns das Leben Erschütterndes und Heilsames – wie zum Beispiel die Geburt –, und schon werden neue Mindsets, neue Orientierungen, neue Werte möglich.

Die Erfahrung von Mutterschaft brachte eine ehemals überzeugte Kaiserschnittbefürworterin dazu, ihre zweite Geburt letztlich erfolgreich auf natürlichem Weg zu bewältigen.

Wenn Erfahrungen ein Mindset verändern

Manchmal ändern Erfahrungen Haltungen. Manchmal können sie ein Mindset sogar komplett auf den Kopf stellen. Aus der Hebammensprechstunde wurde mir Klara S. zugewiesen, die unmissverständlich einen Kaiserschnitt einforderte. Sie betonte, dass sie weder ihrer Vagina, noch ihrer Vulva, noch dem Beckenboden irgendwelche geburtsbedingten Dehnungen oder Verletzungen zumuten wollte. Ich erkannte schnell ein festgefügtes Mindset und setzte mir als einziges Ziel, Klara von den Vorteilen des zwar vorvereinbarten, aber nicht exakt terminierten Kaiserschnittes zu überzeugen. Wenigstens das gelang mir. Die Mutter war mit ihrem Kaiserschnitt völlig zufrieden. Das Kind bekam die Flasche.

Zwei Jahre später erschien Klara S. erneut mit einer unserer Beleghebammen. Ich zeigte zunächst mein Unverständnis, warum wir denn große Gespräche führen müssten, da doch wahrscheinlich ohnehin klar wäre, dass sie wieder einen Kaiserschnitt einfordern würde.

Ich wurde eines Besseren belehrt: »Wenn mir ein Mensch vorher einmal ordentlich erklärt hätte, dass Liebe für ein Kind nicht nur bedeutet, sich nach der Geburt ordentlich zu kümmern, sondern dass natürlich auch die Geburt selbst und das Stillen wichtige Merkmale dieser Verantwortung sind, wäre ich nie auf die Idee gekommen, einfach ohne ernsten Grund einen Kaiserschnitt durchführen zu lassen.«

Ich staunte nicht schlecht und beglückwünschte Klara zu diesem Meinungswechsel. Dieses neue Mindset zeigte sich ähnlich stark durchsetzungsfreudig. Klara gebar schnell und unkompliziert in der Wanne und verließ zufrieden stillend die Klinik. Beim

Abschied gab sie mir noch ihre Handynummer. Wenn da noch mal jemand mit so absurden Ideen auflaufe, möge ich doch bitte ihre Nummer weitergeben.

Natürlich bin ich mir bewusst, dass es gravierende Lebenserfahrungen gibt, die auch starke Mindsets erschüttern können. Eine traumatisch – vielleicht sogar gewaltvoll – erlebte Geburt kann ebenso dazu führen, dass sich Mindsets völlig verändern. Da willst du trotz Wunsch nach großer Familie nie mehr ein Kind bekommen, oder dein Gefühl von Sicherheit hat sich verschoben, und du willst nie wieder klinisch gebären.

Wie schon erwähnt, gibt es aber auch das klare Mindset, das Gebären von vornherein als ein Ding der Unmöglichkeit definiert – oft ohne dass ein echter Leidensdruck vorliegt. Dem ist schwer beizukommen. Meine Erfahrung ist aber, dass Empathie und Verständnis dafür sorgen können, einer anderen Sichtweise zumindest Gehör zu verschaffen. Vielleicht wird dann, wie im eben beschriebenen Fall, vorstellbar, dass der eingeforderte Kaiserschnitt zwar vorbesprochen, aber ungeplant, also ohne festen Termin und erst nach spontanem Einsetzen der Wehen durchgeführt wird.

Wie bei allem gibt es auch beim Mindset ein »Dazwischen«. Das nennen wir Ambivalenz. Ambivalent bist du, wenn in dir der Kampf der Zuversicht und der Angst gleichzeitig tobt. Hier hilft Coaching dabei, diese Ambivalenz für dich so aufzulösen, dass du sie gut aushalten kannst – und deinen Weg beim Gehen findest.

Wenn es gelingt, ein »Sowohl-als-auch« auszuhalten, entsteht selten ein schwerer, unlösbarer Konflikt mit »falschen« Entscheidungen. Ambivalenz wird erst dann zum Problem, wenn wir sie nicht akzeptieren und sie nicht als Ressource für annehmbare Entscheidungen nutzen. Wer Ambivalenz schlecht aushält, verdrängt eine wichtige Facette unseres Lebens.

In jedem Fall besteht aber die Möglichkeit, das Mindset zu analysieren und zu entwickeln. Im Vorfeld, aber auch unter der Geburt.

Pause-Durchatmen-Auftanken (PDA)

So verlangte eine Frau mit starkem Mindset für eine natürliche Geburt plötzlich im Kontext totaler Erschöpfung einen Kaiserschnitt in Vollnarkose. Sie wollte das absolut Unerwünschte bitte nicht auch noch miterleben müssen. Die Frau hatte alle Hilfsangebote im Vorfeld ausgeschlagen. Sie war voller Schmerz, Anstrengung, Anspannung und Angst. Ihr Weg schien aus ihrer Sicht unumgänglich. Das Mindset war um 180 Grad gekippt. Ich riet ihr eindringlich, doch erst einmal den akuten Belastungen mit den Möglichkeiten moderner Geburtshilfe zu begegnen. Ich dachte da in erster Linie an eine PDA, also eine Periduralanästhesie (Rückenmarksbetäubung), die wir aber bei solchen Fällen immer anders definierten: ***P****ause-****D****urchatmen-****A****uftanken.*

Nach langer Überlegung willigte sie ein. Natürlich hatte ich ihr versprochen, im dann schmerzbefreiten und regenerierten Zustand ihre Entscheidung für einen Kaiserschnitt in Vollnarkose zu respektieren. Dazu kam es aber nicht. Die wiederhergestellte Frau – mit angepasstem Mindset – entwickelte wieder Kraft und gebar zwei Stunden später unverletzt ihr Kind. Sie war am Ende sehr dankbar, dass wir ihr Mindset wiederhergestellt und beschützt hatten.

Abschließend geht es also darum, das Mindset nicht nur abzufragen, sondern auch zu prüfen. Manchmal steckt nämlich hinter besonders rigiden Mindsets das Gegenteil. Das Mindset hat also mitunter die Wirkung einer Blockade. Wer Sorge hat, »unerlaubte« Angebote wie eine PDA in Anspruch zu nehmen, versucht erst einmal zu Hause zu entbinden, um dann bei ersten Schmerzen den Geburtsort zu wechseln.

Manchmal kann sich auch ein Mindset aufgrund äußerer Umstände nicht durchsetzen. Eigentlich hast du ein hohes Intimitätsbedürfnis, traust dir aber eine Hausgeburt nicht zu, weil dir dein Umfeld zum Beispiel immer wieder die Gefahren und Risiken vor Augen führt. Die Öffentlichkeit eines Klinikbetriebes wird bei deiner Geburt dann schnell zum Hemmschuh – und die Geburtshelfer*innen würden dich am liebsten nach Hause schicken wollen, um dir den Kaiserschnitt zu ersparen, der in solchen Fällen fast zwangsläufig folgt.

Mindsets haben einen Wirkungsgrad um die 80 Prozent – das heißt in acht von zehn Fällen können die Vorgaben des Mindsets erfüllt werden. (Immer vorausgesetzt, es kommt nicht zu unvorhersehbaren medizinischen Störungen, die nicht beeinflussbar sind.) Das gilt übrigens auch für Frauen, die mit einem Kaiserschnitt liebäugeln. Der Wunsch wird auch hier häufig zur sich selbst erfüllenden Prophezeiung. Anderseits sollte jeder wissen, dass in zwei von zehn Fällen etwas anderes herauskommt – vielleicht die unerwünschte Intervention oder aber auch eine unerwartete Gebärpotenz. Nicht selten kamen Frauen, bei denen ein Kaiserschnitt vorbesprochen war, mit fortgeschrittenen Geburtsbefunden zur Aufnahme zu uns – und waren völlig erstaunt, wie leicht ihnen das Gebären offenbar fiel. All die unbegründeten Ängste lösten sich plötzlich auf und das Mindset erfuhr mit einer schönen Geburt eine Kehrtwende der Selbstermächtigung. Hier ist sie also, die Plastizität, die Veränderbarkeit.

Denk aber daran, dass selbst für den Fall, dass dieses Buch dein Mindset neu ausrichten mag, immer noch Unprogrammiertes, Undefiniertes, Neues, Unerwartetes auf dich zukommen kann. Dann ist es hilfreich, ein anderes Mindset, egal welcher Art, gern versteckt aber zugänglich, in Reserve zu haben. Wenn du dazu gern mehr wissen möchtest, schau ins Kapitel »Geburt – was du wissen musst« und bleibe offen für Plan B!

Wer denkt: »Kaiserschnitt kommt für mich unter keinen Umständen infrage« oder, »Ich werde nur zu Hause mein Kind bekommen«, oder umgekehrt »Ich wäre überhaupt nicht schwanger geworden, wenn es heute nicht den Kaiserschnitt gäbe«, hat ein ganz klares, aber auch eher rigides Mindset. Meiner Erfahrung nach sind das circa vier bis fünf Prozent der Gebärenden. Ein Plan B ist dann undenkbar.

Wenn du dich dazu zählst, rate ich dir, einmal gedanklich durchzuspielen, warum du so klar bist. Meist gibt es für dich einen guten Grund. Probiere trotzdem, dich zu fragen, warum du dich so heftig gegen einen Plan B wehrst. Was müsste passieren, um auch eine Alternative zu prüfen? Hast du vielleicht ungelöste Konflikte mit großer Angst vor Abhängigkeit? Brauchst du eine hohe Vorhersagbarkeit, weil du gern alles unter Kontrolle haben möchtest? Warum hast du so viel oder so wenig Vertrauen in dich und deinen Körper?

Auch hier gilt es im Wesentlichen zu verstehen, woher das Mindset kommt. Und es geht mir darum, dir aufzuzeigen, dass ein Mindset zwar stark, aber nicht unfehlbar sein kann. Es ist eben keine Blaupause der Zukunft, kein Orakel!

Daher rate ich dir, mutig über den Zaun zu blicken und dir den Gegenentwurf zumindest mal anzusehen. Denn möglicherweise musst du dich mit ihm anfreunden. Dieses Anfreunden hat den Vorteil der Mitbestimmung und Modulation – du kannst jetzt schon die künftige Situation mitgestalten und wirst später nicht von etwas völlig Unbekanntem überrollt. Vielleicht entpuppt sich das Unvorstellbare plötzlich als eine Tür zu neuen Dimensionen? Vielleicht sind die physiologische Geburt oder sogar Hausgeburt dann doch eine Option für dich – oder umgekehrt Klinik und Kaiserschnitt die richtigen Varianten?

Immer wieder wird behauptet, dass solches Denken das Mindset manipuliert, schwächt und belastet. Das tut es nicht. Mindset bleibt Mindset und soll, solange kein Leidensdruck vorliegt, auch weiter den Takt angeben.

Für den Fall eines Feuers, Unfalls oder andere Notfälle treffen wir Vorsorge. Die dazu nötigen Utensilien sind überall, ohne dass wir sie bewusst wahrnehmen. Der kleine Hammer im Zug, um eine Scheibe aufzuschlagen, der Feuerlöscher im Büro, der Defibrillator in der U-Bahn. All dies lässt uns nicht laufend an Schlimmes denken, es ist einfach da, wird gar nicht wahrgenommen und hindert uns überhaupt nicht daran, unserem Alltag nachzugehen. Im Gegenteil. Es gibt uns ein subtiles Gefühl von Sicherheit. Mit diesem Trick arbeiten auch die Kliniken. Alles für den Notfall ist da, aber nicht offensichtlich. Die Philosophie: Wir glauben erst mal an die normale Geburt! Leider wird diese Philosophie viel zu oft viel zu früh aufgegeben, die Vorhänge fallen und die geburtsmedizinische Armada rückt an.

Was ich dir damit sagen möchte, ist, dass dein Plan B dein Mindset in keiner Weise unterläuft. Ich behaupte, es macht dich sogar noch stärker, ihm zu folgen. Denn du unterstützt es ganz bewusst mit einer Strategie der Entlastung. Du nimmst ihm die Verantwortung für »Scheitern« und »Misslingen«. Wenn das Mindset vom Mythos der Unfehlbarkeit und Fehlerlosigkeit befreit wird, kann es sich viel besser entfalten. Nichts ist zu 100 Prozent fehlerfrei – das ist zwangsläufig so. Je mehr wir das anerkennen und positiv damit umgehen, desto größer sind unsere Chancen, mit möglichst wenig Fehlern durchzukommen.

Also: Ich habe nichts gegen Mindsets und Erwartungen – solange du auch eine Antwort oder Idee hast für den Fall, dass alles anders läuft als gedacht. Am besten hast du diese Antwort bereits vorformuliert tief unten in der Kliniktasche.

LERNE DICH KENNEN!

- Entdecke deine »blinden« Flecken in puncto Geburt. Wo denkst du etwas, ohne zu wissen, wo es herkommt?
- Erforsche deine Glaubenssätze zur Geburt. Schreibe dafür eine spontane Liste mit zehn Sätzen. Jeder Satz beginnt mit: Geburt ist ...
- Mache innerlich den Weg frei für Plan B – falls es notwendig werden sollte. Damit machst du deinen Ursprungsplan nicht kaputt, sondern sorgst dafür, dass er größere Chancen hat, sich zu verwirklichen.
- Erweitere deine Möglichkeiten und Optionen. Lege dich nicht fest, sondern erlaube dir, mit dem Strom zu schwimmen.

ENTTARNE MYTHEN UND FEHLINFORMATIONEN

Geburt ist beides – so einfach und gut durchdacht und so unfassbar komplex. Trotz Aufklärung, Forschung und Evidenz beeinflussen immer noch Mythen und darauf aufbauende Fehlinformationen die Gedanken und Handlungen rund um Geburt.

Auch du kennst sicher noch die Schicksalsgläubigkeit deiner Großeltern, die Bibelhörigkeit, die darin gipfelt, dass die Geburt mit ihren »Qualen« Teil der Vertreibung aus dem Paradies sei und ein wenig auf das Fegefeuer vorbereitet. Vielleicht hast du auch den Begriff »Wehe« schon mal als Kind im Sinne von Schmerz und Drohung erfahren. Auf der anderen Seite hörst du von orgiastischen und schmerzfreien Geburten.

Nicht minder problematisch sind die modernen Mythen: Geburt ist ein Lebensübergang, bei dem du von Gewalt und Trauma bedroht bist. Und mindestens genauso falsch ist die Behauptung, dass die Geburt für das Kind der gefährlichste und für die Mutter der zweitgefährlichste Moment im Leben ist.

Mythen haben immer die Tendenz, etwas zu beschönigen oder zu verteufeln. Ihr übergeordneter Sinn – analog zu Vorurteilen – ist es, Unvorhersehbares und Unerklärliches greifbarer und bewältigbarer zu machen. Sie üben damit auch eine »Schutzfunktion« aus. Dabei gibt es inzwischen Erkenntnisse in die eine oder andere Richtung, die diese Mythen entlarven und für Frauen Grundlagen für eine selbstbestimmte Entscheidung sein können.

Das heißt nicht, dass es nichts Schicksalhaftes gibt. Auch die besten Rahmenbedingungen können nicht jeden Fehler vermeiden und nicht jede Probe, auf die uns die Natur stellt, können wir bestehen.

Es geht darum, unsere erworbene Voreingenommenheit zu durchschauen, den Glauben an das Gute (Placebo) genauso zu hinterfragen wie den Glauben an das Schlechte (Nocebo), um mythenbefreit in der persönlichen Mitte – die auch Abweichungen toleriert! – anzukommen. Dort bist du am geschütztesten, jedoch nie gänzlich vor unerwünschten Erfahrungen sicher.

Um ein paar der schlimmsten Mythen aus dem Kopf zu bekommen:

WUSSTEST DU DAS?

- Geburt ist nicht zwangsläufig schmerzhaft. Jede sechste Frau beschreibt nur Dehnung – keinen Schmerz.
- Ja, wir haben ein Problem in der klinischen Geburtshilfe. Fachkräftemangel und Ängste der Geburtshelfer sind nicht zu leugnen. Trotzdem versuchen sich alle in der bestmöglichen Betreuung für dich und dein Kind. Du darfst also getrost ein Grundvertrauen mitbringen.
- Ja, Geburt ist anstrengend und manchmal enttäuschend. Du wirst vielleicht erschöpft, überwältigt und manchmal auch traurig sein. Aber du wirst nur ausnahmsweise Gewalt oder ein Trauma erleiden.

Wenn du an Leib und Seele gesund eine Schwangerschaft störungsfrei hinter dich gebracht hast, dann ist die Geburt keineswegs der gefährlichste Moment im Leben. Selbst wenn du zu Hause dein Kind zur Welt bringst – was, anders als moderne Mythen gern behaupten, überhaupt nicht unverantwortlich ist –, bleibt bei Problemen in der Regel genügend Zeit, um dich in eine Klinik zu verlegen. Auch hier bist du – eine gesunde Frau nach gesunder Schwangerschaft und mutmaßlich gesundem Kind – so sicher, wie du es brauchst.

Wenn ich 40 Jahre aktive Geburtshilfe vor meinem inneren Auge Revue passieren lasse, stelle ich fest, wie sich auch die »Wahrheiten« in der Geburtshilfe verschoben haben. Unübliches wurde üblich, Übliches unüblich. Vieles hält sich leider hartnäckig:

- … dass Geburt »lebensbedrohlich« ist.
- … dass Geburt »immer schmerzhaft« ist.
- … dass Geburt »immer ein wundervolles Erlebnis« ist.

Und vieles ist dazugekommen:

- … dass Geburten »in Kliniken stattfinden sollen«.
- … dass »der Zweck alle Mittel heiligt«.
- … dass »Kaiserschnitte eine echte Alternative« sind.
- … dass »Risiken Katastrophen vorhersagen«.
- … dass »Fehler unverzeihlich« sind.
- … dass »Geburt mit Trauma und Gewalt einhergeht«.
- … dass du »nur zu Hause sicher und geborgen gebären kannst«.

Du siehst – auch hier kannst du die Welt aus zwei Perspektiven betrachten.

Mythen nicht zu folgen, heißt leider nicht automatisch, dass du immer einfach nur so dein Kind bekommst. Das kommt auch vor, aber das ist nicht die Regel. Mythen erfüllen eine wichtige Funktion: Da wo etwas nebulös, wenig erforscht und durchdrungen ist, sorgen Mythen für scheinbare »Klarheit«. Andererseits werden Mythen missbraucht, um Macht auszuüben und Menschen zu manipulieren. Das politische Weltgeschehen ist durchdrungen von Mythen und Falschmeldungen.

Auch in der Geburtshilfe halten sich Mythen hartnäckig. Die Studienlage wird ignoriert und die Devise, »es immer schon so gemacht« zu haben, bestimmt das Vorgehen.

Mythen in der Geburtshilfe schüren oder ignorieren Ängste – beides schafft Nischen, die nicht die deinen sind. Sie beeinflussen natürlich auch das Mindset, sind mitunter seine Grundlage. Wir werden sie nicht ganz abschaffen können, aber du kannst dich im Umgang mit ihnen schulen, indem du so lange nachfragst, bis du hinter dem Mythennebel deine eigene »Wahrheit« findest.

Zudem solltest du dich immer fragen, ob du dich überhaupt mit dem ein oder anderen Mythos beschäftigen *musst*. Wenn Wehen für dich Wellen sind und Geburt ein Akt der Öffnung und

Dehnung, dann hast du dich schon ein Stück weit vom Mythos der Geburt als Schmerzprozedur entfernt. Wenn du dann trotzdem einen starken Schmerz empfindest, der eben nicht dem Mythos der orgiastischen Geburt entspricht, dann wird dein konkretes Erleben zur Messlatte – befreit vom Mythos.

Mythen werden schnell zu Gegenspielern des subjektiven Erlebens, weil sie immer Schubladen schaffen, in die letztlich keiner passt. Es ist eine gute Idee, die Einordnung von Ereignissen in Schubladen zu vermeiden. Denn sobald wir etwas in eine Schublade gesteckt haben, ist es oft gar nicht so einfach, es da wieder herauszubekommen. Wenn ich entschieden habe, dass die Geburt ganz sicher in die Schublade »Schmerz und Katastrophe« gehört, ist das erst einmal so festgelegt. Nur mit einigem Aufwand bekommen wir ein dermaßen einsortiertes Geschehen wieder in die Neutralität. Die wäre jedoch wünschenswert, denn dann könnten wir unbelastet von Mythen abwarten, wie es denn tatsächlich sein wird. Das können wir im Vorfeld unmöglich wissen oder festlegen.

Mythen bilden ein kollektives Mindset und schaffen damit fast immer falsche Wahrheiten. Und das Perfide ist, dass Mythen auch im Einzelfall wahr sein können, aber eben nicht generell!

Also versuch dich in einem guten Umgang mit Mythen. Du erkennst sie immer an ihrem Versuch, Allgemeingültigkeit zu definieren. Dann solltest du wachsam sein und prüfen, ob das auch für dich gilt.

Falsch- und Fehlinformationen sind ebenfalls ein schwieriges Feld. Wir müssen unseren Umgang mit Informationsquellen stets hinterfragen. Und es braucht unabhängige Zertifikate von anerkannten Experten, die uns eine Richtung vorgeben. Am Ende des Buches findest du seriöse Quellen.

Wie schon erwähnt solltest du auch die Quellen aus deinem Umfeld filtern und prüfen. Familie und Freunde, Bekannte und

Arbeitskollegen sparen nicht mit Ratschlägen und eindrücklichen Warnungen. Alle meinen es gut, haben aber nur ihre eigene Geschichte und deren Bedeutung zur Hand. Und das ist nur bedingt dein Maß. Auch deine Mutter hat ihre Geburt zu einer anderen Zeit in einem anderen Kontext erlebt. Wenngleich – wie schon beschrieben – hier deine Wurzeln schlummern, wird deine Geburt nie die deiner Mutter sein! Auch was andere in den (Sozialen) Medien erzählen, sind persönliche Geschichten, die keinerlei Prognosen für deine Geburt abgeben. Wenn im Fernsehen nur das außergewöhnlich Pathologische wegen höherer Einschaltquoten zur Geltung kommt, dann bedeutet das keineswegs, dass Geburt – insbesondere deine – automatisch mit medizinischen Auffälligkeiten verbunden ist.

Halt dich also fern von Schauergeschichten, aber auch von verklärenden Beschreibungen. Finde dein optimales Maß und Wissen. Hier ist weniger manchmal mehr – ein Zuviel kann oft einfach nur verwirren.

SCHICK DEIN GROSSHIRN IN DIE KARIBIK

Dein Großhirn brauchst du zur *Vorbereitung* der Geburt. Zur Geburt selbst solltest du es abschalten. Sorge dafür, dass dein Großhirn bereit ist, sich in die Karibik zu verabschieden. Setz es in den Liegestuhl, während du auf den Wellen deiner Geburt surfst. Suche also nach dem Ausschalter und schaffe dir ein Umfeld, in dem du getrost das kontrollierende System runterfahren kannst. Um dies unter der Geburt tun zu können, hilft es, sich bereits während der Schwangerschaft mit verschiedenen Entspannungsmethoden vertraut zu machen und die für dich stimmigste so gut wie möglich zu erlernen und anzuwenden. So kannst du dich auch in extremen Belastungssituationen selbst beruhigen und entspannen. Das hilft auch später in der ersten Zeit mit Baby.

Manchmal machen sich Frauen rund um die Geburt einen so großen Kopf, dass dieser dem Baby den Weg in die Welt versperrt. Das Gebären läuft jedoch relativ autonom. Die Gebärkoordination übernehmen der Parasympathikus (der Ruhe-, also Anti-Stress-Nerv!), das Stammhirn und die Hormonzentralen. Unser Emotionshirn spricht natürlich ebenfalls mit – doch jener Teil des Hirns, der planerisch denkt, hat bei der Geburt eigentlich nichts zu suchen.

Jetzt wendest du ein, dass du doch gar nicht anders kannst, als mitzudenken. Sich voller Hingabe einzulassen und fallen zu lassen – fern von Kontrolle – erscheint dir kaum vorstellbar. Ja, für viele ist es das, aber genau darin liegt das Geheimnis. Geburt unterliegt einer fragilen, aber zielführenden Rhythmik, die stör- und leider »denkanfällig« ist.

Wenn ein Pilot sein gut gechecktes Flugzeug in der Luft hat, vertraut er der Technik und mischt sich nicht mehr ein. **So solltest auch du einfach mitfliegen, mit den Wellen schwingen, den Kontrollmodus voller Vertrauen abschalten. Das geht am besten, wenn du dir selbst und deinem Umfeld vertraust.** Ersteres hast du vielleicht gelernt – aber dein Umfeld kannst du dir, zumindest in der Klinik, meist nur bedingt auswählen. Darum haben der Geburtsort und die dortige Betreuung einen so immensen Stellenwert. Nur wenn hier alles passt, kommt das beruhigende Gefühl von Sicherheit und Geborgenheit auf, ohne das keine Geburt funktioniert. Wenn hier die Chemie nicht stimmt, Bedrohliches spürbar wird (nicht, weil wirklich Gefahr droht, sondern nur die Angst davor spürbar ist), dann schalten sich Kontrolle, Großhirn und die Stressachse ein, die alles blockieren. Es ist wie auf der Flucht: Die hohen Stresshormonspiegel machen

Gebären an einem unsicheren Ort unmöglich. Evolutionär betrachtet eigentlich schlau, oder?

Paradoxerweise ist es nicht der Säbelzahntiger, sondern das geburtshelfende Umfeld, welches genau das auslösen kann, was der Geburt nicht guttut: Angst, Erstarrung, Stillstand, Blockaden, Kontrolle, Rückzug.

Damit das nicht passiert, hast du dich bis hierhin ausführlich mit deiner Familiengeschichte, deinen Glaubenssätzen, Mythen und auch den vermeintlichen Worst-case-Szenarien rund um die Geburt beschäftigt. Der Glaube an dich, das positive Mindset, dein Selbstvertrauen und dein Selbstwertgefühl, deine Ressourcen, aber auch die Belastungen, die dich stark gemacht haben, werden dir bei der Geburt helfen.

Für das innere Abschalten gibt es einige Tricks, die du entweder schon mitbringst oder lernen kannst. Selbst wenn du viel Kontrolle brauchst, kannst du lernen, diesen Wunsch mithilfe von Entspannungstechniken loszulassen. Zugegeben: Das ist nicht mein Spezialgebiet, aber ich weiß, was diese Techniken bewirken können. Körper- und seelenorientierte Entspannung trägt dich über weite Strecken und manchmal sogar durch die ganze Geburt hindurch. Egal ob du Atemtechniken oder Beckenbodenentspannung lernst, Yoga, Pilates oder Qi-Gong machst, ob du Hypnosetechniken, Autogenes Training, Muskelrelaxation oder Neuroimagination durchführst, Fantasiereisen, NLP oder Meditation – zu allem gibt es gute Bücher oder Kurse und empfohlene Literatur und Institutionen findest du im Anhang. Und all diese Methoden schulen dich in Achtsamkeit, lenken dich mehr oder weniger ab, verbinden Körper, Geist und Seele, binden deine Aufmerksamkeit und sorgen dafür, dass Impulse aus dem Großhirn nur noch schwach oder gar nicht in dein Bewusstsein rücken.

All dies sind für dein Großhirn Flugzeuge in die Karibik. Ich rate dir dringend, dich mit einer dieser Techniken vertraut zu machen. Schau, was zu dir passt. Wer so gerüstet ist, übersteht allemal die lästigste Phase der Geburt – die sogenannte Latenzphase, in der noch nicht so klar ist, wo die Reise hingeht. So wird Energie gespart und vielleicht sogar die ganze Geburt gut überstanden. Zudem hast du das Gefühl der Selbstwirksamkeit und reduzierst das Gefühl von Abhängigkeit. Ein Wundermittel ist das natürlich nicht immer. Geburt kann so intensiv, Gefühle können so stark werden, dass dem Großhirn mitgeteilt wird, dass hier alles außer Kontrolle gerät und eine vernünftige Lösung hermuss. Und schon ist Schluss mit Karibik. Zum Glück gibt es auch dann noch vielfältige Möglichkeiten, Kontrolle wiederherzustellen, ja sogar die Hingabefähigkeit wieder zu ermöglichen. Hier kommt meist die PDA ins Spiel, die alles auf Anfang setzt, Belastungen wegbläst und für Ruhe, Entspannung und neue Energien sorgt.

Besonders im Fokus steht derzeit alles rund um Hypnose. Es gibt verschiedene Schulen und Umsetzungspraktiken. Als Psychotherapeut habe ich mich auch damit beschäftigt – es ist Teil der Ausbildung und es gibt genügend wissenschaftliche Hinweise, dass Hypnose wirkt, auch die Selbsthypnose. Oft leidet dieses gute Verfahren unter dem Mythos der Manipulation und des völligen Kontrollverlustes. Das ist falsch. **Hypnose ermöglicht es dir, Geburt gefiltert – aus einem Tunnel heraus, wie durch eine Milchglasscheibe – wahrzunehmen. Alles ist ein bisschen gedämpft und verliert seine belastende Intensität. Du brauchst keine Sorge zu haben, dass du die Kontrolle verlierst. Du bist in anderen Gefilden, bleibst aber verfüg- und ansprechbar.** Wichtig ist dabei, dass Hebamme und Begleitung besonders traumasensibel mit dir umgehen, dich nur wenn nötig ansprechen und natürlich nichts mit dir tun, was irritieren könnte.

Schwierig finde ich die Hypnoseschulen, die fordern, dass Gebärende nie gestört werden und Partner*innen die Kommunikation und die Entscheidungen übernehmen. Das geht gar nicht! An Wegmarken musst du an den Informationen und Entscheidungen beteiligt werden. Du bekommst dein Kind – da dürfen nicht andere, und seien sie noch so vertraut, für dich sprechen.

Bei der Hypnose leitet dich eine sanfte Stimme an angenehme Orte, wo du dich sicher und geborgen fühlst. Mitunter gibt es für alle geburtshilflichen Szenarien unterschiedliche und passende Hypnoseinhalte; so auch für den Kaiserschnitt und andere Interventionen. Ich habe oft beobachtet, dass Frauen gerade dann besonders entspannt sind und das eigentlich Unerwünschte besser – eben nicht traumatisch – erleben.

Wichtig scheint aber zu sein, dass du die Methode schätzt und vor allem übst. Das muss dein Ding sein. Deshalb ist es wichtig, damit so früh wie möglich zu beginnen. Wenn es dir gelingt, an der wuseligsten Supermarktkasse oder mitten im Feierabendstau innerlich einen Strandspaziergang zu machen, bist du auf einem guten Weg.

Trotzdem noch einmal der Hinweis: Hypnose ist keine Wunderwaffe, sie wirkt und funktioniert nicht bei jedem und sie hat ihre Grenzen. Trotzdem bekommt sie für mich einen immer größeren Stellenwert, weil sie selbstwirksam die Lücke in der Betreuung schließt und du mit ihrer Hilfe auch ohne Support eine gute Strecke der Geburt allein stemmen kannst.

Hast du die Methode(n) deiner Wahl gefunden, kommt nun die große Herausforderung, auch dein Umfeld – privat und im Klinikbetrieb – einzustimmen. Das ist meist auf volle Kontrolle ausgerichtet und zwar handelnde Kontrolle, die dich sprachlich und haptisch beschäftigt, ablenkt und irritiert. Um das zu bewältigen, musst du selbst den Kontrollmodus anschalten – und schon wird die Geburt manipuliert und aus der Bahn geworfen.

Zu viel Kontrolle kann dazu führen, dass tatsächlich alles außer Kontrolle gerät und du entsprechend mit Angst, Anspannung und Schmerz reagierst. All dies aktiviert – wen wundert's – die Fluchtmuskulatur, und schon geht der Beckenboden, der sich doch öffnen sollte, in Anspannung. Dieses Szenario gibt es natürlich auch ohne Geburtshilfe. Auch allein kann dir Angst, Anspannung und Schmerz begegnen – auch physiologische Geburten nehmen manchmal diesen Weg. Ich bin aber überzeugt, dass ein stressbefreites Umfeld allemal förderlicher ist. Es sorgt für weniger Blockaden, Kontrolle und Irritationen. Der Rhythmus und die natürlichen Abläufe bleiben erhalten, es ergeben sich seltener, manchmal gar keine Belastungen.

Wenn es im Inneren und Äußeren nichts zu kontrollieren gibt, sind das die besten Voraussetzungen für eine physiologische Geburt.

Daher solltest du schon im Vorfeld mit deiner Hebamme so viel wie möglich abstimmen. Mit ihr klärst du den Betreuungsstil und findest die Balance zwischen selbstbestimmtem und selbstbewusstem »Arbeiten« während der Geburt sowie dein Maß an Betreuung und Unterstützung.

Wenn du das Gefühl hast, verstanden worden zu sein, kannst du dich fallen lassen, dich einlassen auf die Geburt, ohne ständig im Blick behalten zu müssen, was möglicherweise unbesprochen und unerlaubt auf dich zukommt. Du kannst deinen Geburtsbegleiter zum Wächter ernennen, der darauf achtet, dass dir nur Gutes (das kann auch notwendig »Schlechtes« sein) widerfährt und sich alle an die Spielregeln halten (siehe Geburtsplan im Kapitel »Geburt – was du wissen musst«).

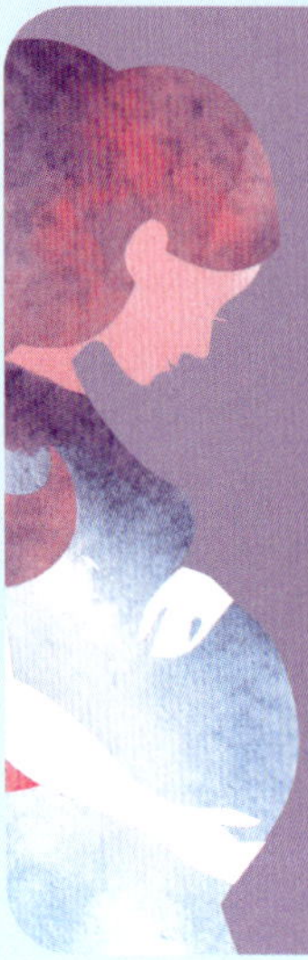

6. DEINE RESSOURCEN ERKENNEN UND STÄRKEN

Jeder Mensch hat sie – die grundsätzliche Fähigkeit, Krisen zu meistern und Konflikte für sich zu lösen. Dazu braucht es Bewältigungsstrategien, auch Coping-Strategien genannt. Am Ende entsteht Resilienz – also psychische Widerstandskraft, die Immunkraft der Seele.

Die Instrumente für diesen Bewältigungspfad sind unsere Ressourcen. Jeder hat andere, ist anders ausgestattet, geht andere Wege. Ressourcen dienen dazu, Steine aus dem Weg zu räumen, oder besser: sie mitzunehmen, weil sie Teil des eigenen Weges werden können. Wer auch Steine annehmen und in sein Leben integrieren kann, zeigt Kohärenz, also die Fähigkeit, ebenso Schwieriges oder schwer Erträgliches zuzulassen und nicht auszugrenzen.

RESSOURCEN, DIE DIR BEI DER GEBURT HELFEN

Wir haben schon gehört: Jeder Mensch hat ein Grundbedürfnis nach Kontrolle, Bindung, Selbstwert und Lust. Folgende Ressourcen helfen, um diese Grundbedürfnisse unter der Geburt zu befriedigen:
Hingabefähigkeit, Kreativität, Schwingungsfähigkeit, Tapferkeit, Durchhaltekraft, soziale Intelligenz, Teamfähigkeit, Mut, Achtsamkeit, Bescheidenheit, Demut, Dankbarkeit, Optimismus, Spiritualität, Humor, Krisenerfahrung, Kraft, Energie, Selbstbewusstsein, Erfahrung, ein positives Mindset, soziale Unterstützung, Gelassenheit, Vergebungsbereitschaft ... und sicher vieles mehr.

Nein, du musst das nicht alles mitbringen, um eine Geburt gut zu erleben. Wenn du manches davon aufweist, ist es sicher hilfreich, aber nicht zwingend. Versuche trotzdem, so viele Ressourcen wie möglich zu aktivieren, an und mit ihnen zu arbeiten. Das geht oft auch in kleinen, schnellen Schritten. Empfehlen kann ich dir dazu das Buch meines Freundes Marco von Münchhausen: »Wo die Seele auftankt«.

Zu dieser Liste gehört natürlich auch die Liebe zu dir selbst und deinem ungeborenen Kind, deinem Partner oder deiner Partnerin, deinen weiteren Kindern und anderen, die dir nahestehen. Ihre Energie hast du getankt, sie begleitet dich.

UMARME DIE SITUATION

Der Begriff Kohärenz stammt von dem Soziologen Aaron Antonovsky – der mit seinem Salutogenese-Prinzip einen ganz neuen Blick auf das Gesundheitswesen warf. Geht es doch nicht nur um das, was krank macht, sondern auch um das, was uns gesund erhält. Kohärenz ist dafür eine große Ressource, weil sie die Fähigkeit, mit Störungen zu leben – und nichts anderes ist ja Gesundheit – deutlich verbessert. Gesundheit ist die Fähigkeit, sich anzupassen und sich schwingungsfähig darauf einzulassen. Auch gesunde Menschen müssen sich fast täglich mit Missempfindungen auseinandersetzen und diese irgendwie in ihr Leben einbauen. Das ist die Fähigkeit, mit Störungen zu leben, ohne sich dabei zwingend krank zu fühlen. Selbst Menschen mit schwersten Einschränkungen bauen ihr Leben »gesund« darum herum. Je eher wir in der Lage sind, mit Störungen zu leben, desto weniger leiden wir und fühlen uns krank.

Wer kohärent ist, kommt nachweislich auch besser durch die Geburt. Kohärente Gebärende nehmen die Belastungen einer Geburt mit und an und bauen sie nach Möglichkeit in das Repertoire ihrer Bewältigungsinstrumente ein. Sie gewinnen einen größeren Spielraum, da sie gelernt haben, Krisen zu meistern – wahrscheinlich auch, weil sie dazu bereits früher schon gezwungen waren.

Wer die wichtige Erfahrung des Krisenmanagements bereits machen durfte, ist für das Leben und besonders das Gebären gut gerüstet.

Es ist also gar nicht zwangsläufig so, dass du mit den Belastungen des Lebens nur Last auf dich lädst. Im Gegenteil! Belastungen haben oft eine unerkannt entlastende Funktion – sie können sich gar als Ressource entpuppen! Wie immer liegen auch hier Chance und Risiko manchmal dicht beieinander – so wie ja Geburtshilfe immer eine Gratwanderung zwischen einer Überbetonung oder Blauäugigkeit gegenüber Risiken und Störungen ist.

In vielen Vor- und Nachbesprechungen der Geburt stellte ich fest, dass es besonders für diejenigen, die völlig unbelastet durchs Leben schlitterten, mitunter sehr herausfordernd war, die vielen fast zwangsläufigen Krisen der Geburt und Elternschaft zu bewältigen. Mit der Unterstützung dieser Erfahrung gelang es aber meistens gerade den Ungeübten, viel für ihre allgemeine Lebensbewältigung mitzunehmen. Elternschaft wird dann zur großen Chance.

Überhaupt löst diese Lebensphase, wie keine andere, Veränderungsprozesse aus; zwangsläufig und oft ganz nebenbei. Elternschaft ist zum Beispiel das beste Nichtraucher- und Ernährungsprogramm, das wir kennen. Zu keiner Zeit sind Menschen so empfänglich für Informationen und Horizonterweiterung.

Neben der Kohärenz als Grundbefähigung gibt es aber auch noch andere Ressourcen.

GIB DICH HIN UND LASS DICH EIN!

Eine weitere wichtige Ressource für Geburt ist die Fähigkeit, sich vertrauensvoll einzulassen und hinzugeben. Das geht nur an einem sicheren, geborgenen Ort. Nur dort, wo es Intimität und Privatheit gibt, können sich Menschen total entspannen. Hier wird deutlich, dass Geburt eben auch ein sexueller Akt ist. Alle Sexualorgane im kleinen Becken sind involviert und werden von innen und durch Interventionen auch von außen in Anspruch genommen. Sexualhormone spielen dabei ebenfalls eine Rolle.

Sich fallen lassen und hingeben, Kontrolle nach innen und außen an den Nagel hängen – alles Grundvoraussetzungen für möglichst physiologisches Gebären. Kann das gehen? Eben nicht immer – und abhängig vom Mindset. Wer sich nur durch den äußeren Raum sicher fühlt, ist in der Klinik gut aufgehoben. Wer sich nur im Inneren sicher fühlt, alles im Außen als Bedrohung erlebt oder schon erlebt hat, wird sein Kind besser zu Hause bekommen oder ins Geburtshaus gehen.

Sich einzulassen hat also durchaus zwei Seiten, die mit dem vom Mindset getriggerten Gefühl von Sicherheit zu tun haben. **Wer sich hingibt, um die Hilfe und Kraft im Wesentlichen aus dem Innern zu schöpfen, braucht ein anderes Umfeld als diejenige, die diese Kraft und Hilfe eher von außen bezieht.** Letztere wird Interventionen eher hilfreich erleben, aber auch früher anfordern, da sie die inneren Kräfte weniger spürt. Es ist also wichtig zu klären, ob Hingabefähigkeit eine Ressource oder eine Belastung für dich darstellt. Wir kommen später noch einmal darauf zurück.

WAS GEBURT MIT SEX ZU TUN HAT

Sexualität ist nur dem Anschein nach ein enttabuisiertes Thema geworden – omnipräsent und fast ausschließlich fokussiert auf Themen der Erregung. Dass Sexualität eine unserer besten und wundervollsten Kommunikationsformen ist, hat kaum einen Stellenwert. Auch im Privaten beobachten wir, dass Sexualität nach einem »must have« in der Phase des Verliebtseins bestenfalls zu einem »nice to have« verkommt und als Ressource völlig vernachlässigt wird. Dabei bin ich fest davon überzeugt, dass die liebevolle, sensible Beschäftigung mit dem eigenen Körper – auch da, wo er besonders empfänglich für Sinnlichkeit, Zärtlichkeit, Lust und Liebe ist – ein Türöffner für eine gute Geburt sein kann.

Ich rede nicht von Geburt als einem »nicht enden wollenden Orgasmus«, wie es mir wirklich einmal eine Frau erklärt hat. Das bleibt die Ausnahme. Aber jenseits dieses Extrems gibt es eine Fülle von Anknüpfungspunkten, die du für die Geburt nutzen kannst. So führt beispielsweise die Stimulation der Brustwarzen nicht nur zu einer massiven Ausschüttung des wichtigsten Geburtshormons Oxytocin, viele Frauen empfinden das auch als einen hochlustvollen, mitunter zum Orgasmus führenden Akt. Es mag für dich kaum vorstellbar sein, aber insbesondere aus der außerklinischen Geburtshilfe wissen wir, dass Frauen sich unter der Geburt selbst befriedigen und Paare Sexualität in allen Variationen ausüben. Wir wissen leider viel zu wenig, was das mit den Geburten macht – ich würde aber behaupten, dass es »zielführend« ist. Die Frage bleibt, ob auch Kreißsäle irgendwann intime Räume für solche Formen der Geburtsunterstützung schaffen können.

Bitte fühl dich mit diesem Exkurs nicht unter Druck gesetzt, auch das noch unter der Geburt »erledigen zu müssen«. Ich will dir lediglich raten, deine Sexualität zu reflektieren und zu überlegen, ob dies für dich eine Ressource sein könnte. Vielleicht kannst du das Dehnungsgefühl, das du aus der analen oder vaginalen Sexualität kennst – und das ja nicht immer gleich angenehm ist –, als Bild mitnehmen für die innere Öffnung, die es für die Geburt braucht?

An dieser Stelle darf natürlich nicht unerwähnt bleiben, dass es in Bezug auf Sexualität auch eine negative Seite geben kann. Manche Frauen vergleichen die Geburt auch mit einer schlimmen Vergewaltigung. Und das sind nicht nur Frauen, die sexualisierte Gewalt in ihrem Leben erfahren mussten. Darüber sprechen wir an anderer Stelle noch ausführlicher. Umso wichtiger ist es für dich, davon zu wissen, damit du einen traumasensiblen, persönlichen Geburtsplan erstellen und umsetzen kannst.

Da Sexualität so etwas Persönliches, Besonderes, Intimes und Verletzliches ist, braucht sie auch besonderen Schutz. Scham ist die stete Begleiterin der Sexualität. Scham ist die Angst vor Verletzung von außen – sie schützt uns, will aber auch Schutzräume finden.

Dabei ist eine sterile Atmosphäre durchaus problematisch, denn sie ist nicht nur sexual-, sondern auch geburtsfeindlich. Der vielerorts noch praktizierte säubernde Einlauf bei Geburtsbeginn verschiebt den Fokus auf die »saubere« Geburt und beflügelt das überhaupt nicht angebrachte Schamgefühl. Auch wenn du es selbst vielleicht anders empfindest: Für Geburtshelfer*innen ist es wirklich das geringste Problem, den unter der Geburt abgehenden Stuhl zu entfernen (der im Übrigen eine wichtige bakterielle Grundlage für ein gesundes Mikrobiom des Kindes liefert) oder ihn bei einer Wassergeburt mit einem Sieb abzufischen.

Auch wenn ich mir im Kreißsaal nur schamlose Frauen wünsche – der Scham müssen wir mit großem Respekt begegnen. Eine Hebamme sagte mal zu einer Frau: »Vom Schamgefühl kannst du dich verabschieden« – für mich ein schlimmer Satz. Das ist Gewalt gegen Frauen, deren Scham respektlos behandelt wird. Man darf sich seines eigenen Schamgefühls – auch Partner*innen gegenüber – sehr bewusst sein und schon im Vorfeld Regelungen treffen, die einen guten, eigenen und fremden Umgang damit sicherstellen. Traumasensible Geburtshilfe sollte grundsätzlich auch schamsensibel sein.

WELCHEN SINN HAT GEBURT FÜR DICH?

Die nächste Ressource ist deine Fähigkeit, in dem, was du tust, einen Sinn zu vermuten. Sinn – oder Logos, wie der österreichische Neurologe und Psychotherapeut Viktor Frankl sagte – ist gerade dann schwer auszumachen, wenn etwas belastend ist und es eine Alternative zu geben scheint. In dem Zusammenhang ist es beeindruckend, dass Frankl ein Überlebender mehrerer Konzentrationslager war und ausgerechnet dort sein Konzept der sinngebenden Therapie entwickelt hat. Auch als Bergsteiger hat er sich viel mit den eigenen Grenzen und deren Überwindung beschäftigt – eine wirkkräftige Metapher auch bei der Geburt, wie ich bereits zu Anfang beschrieben habe.

Wir haben uns lange nicht darum gekümmert, der Geburt einen Sinn abzuringen. Geburt war Geburt – alternativlos. Irgendwie muss das Kind auf die Welt gebracht werden. Inzwischen stellt der Kaiserschnitt alles auf den Kopf. Zunächst als Notfallmaßnahme vorgesehen, wird er weltweit immer häufiger zur Alternative und oft beschönigend als »Bauchgeburt« umschrieben. Vielleicht wird eines Tages er es sein, der uns alternativlos erscheint? Bis dato weiß keiner so wirklich, worin der Sinn des natürlichen Gebärens liegt. Sicher nicht, um eine biblische Prophezeiung zu erfüllen. Auch meine Theorie, dass Gebären ein Schnellkurs im Elternwerden ist, findet nicht nur Anhänger. Die Argumente dafür und dagegen sind vielfältig, und auch wenn vielerorts noch die vaginale Geburt favorisiert wird, ist der Kaiserschnitt andernorts eine Selbstverständlichkeit geworden. Das hat langfristige Auswirkungen – die familiäre Biografie und das Mindset werden irgendwann nichts anderes mehr kennen.

Unabhängig davon kannst du die Sinnfrage rund um deine Geburt ganz persönlich definieren, ihr selbst auch *deinen*

Sinn geben. Das schließt ein, dass es mitunter sinnvoll ist, Vorteile im Kaiserschnitt zu sehen.

Manchmal helfen dabei Bilder und Metaphern, ja sogar Märchen oder Epen. Die Heldensage für die eigene Geburt kannst du schon im Vorfeld beschreiben – denn auch für die meisten Helden ist der steinige Weg das Ziel.

Ziele erreicht zu haben, ist eine weitere Ressource. Denn wer nur Scheitern erlebt hat, traut sich natürlich auch Geburt nicht zu. Hier darfst du genau hinschauen, denn so manches erreichte Ziel ist dir vielleicht gar nicht bewusst. Wenn du mal Bilanz ziehst, wie gut du dein Leben bewältigst, legst du diese Ressource frei und kannst sie für die Geburt nutzen.

ACHTE AUF DEINE EMOTIONEN

Eine weitere großartige Ressource können Emotionen sein. Bei der Geburt tauchen sie alle auf: Die Angst, wenn sie beschützt und nicht bestimmt; die Freude auf das Kind; der Schmerz, wenn er dehnt und nicht zerreißt; der Mut, das alles durchzustehen; die Wut, die am Ende Kraft gibt; der Stolz, es geschafft zu haben; die Traurigkeit der Trennung; die Verzweiflung vor der Verantwortung und das unbeschreibliche Glück und die Liebe des Kindes. Geburt ist ein emotionaler Rückblick und eine Vorschau zugleich und konfrontiert uns mit wesentlichen Anteilen unserer Persönlichkeit.

Und die Emotionen färben ab! Nicht wenige Männer berichten, bei der Geburt ihres Kindes das erste Mal in ihrem erwachsenen Leben richtig und unkontrolliert geweint zu haben. Was für eine Erfahrung! Gefühle sind gesund. Sie sind das Leben.[7]

Du gehst anders in die Geburt, wenn du deine Emotionen

kennst und pflegst, wertschätzt und annimmst. Wer emotional sensibel ist, kann dem auch Ausdruck verleihen. Es fällt dann leichter, zu tönen und zu schreien, ohne Rücksicht auf Verluste. Das eigene Verhalten danach zu bemessen, was andere denken, blockiert – auch die Geburt.

Wer hingegen bei der Geburt verstummt, ist auf dem besten Weg zur Traumatisierung oder gehört zu der (zum Glück nur noch kleinen) Gruppe von Frauen, die das alte Lied des »Da musst du durch« gelernt haben und weitertragen. Disziplin verlangt Opfer. Auch Gebären kann zu einem disziplinarischen Akt reduziert und »überstanden« werden. Ich befürchte aber, dass dabei die Emotionen auf der Strecke bleiben und auch der durch Emotionen angestoßene hormonelle Schutzcocktail ausbleibt. Manchmal kann Disziplin auch negative Spuren im Bindungsverhalten hinterlassen – gerade das Neugeborene braucht viele Emotionen und niemanden, der sich stets zügelt.

Wann kann Disziplin ein Schutz sein? Wenn dich Emotionen fluten und nicht aushaltbar sind. Das hat meist eine Vorgeschichte, die in dir schlummert. Beschäftige dich damit rechtzeitig, suche dir dabei Unterstützung, und versuche, einen Zugang zu finden. Wenn dies nicht möglich ist, ist Disziplin dein Anker, der dich in der Geburt hält. Dein Weg, das gut zu überstehen. Du siehst, auch hier gibt es viele Wege. Finde deinen!

WIE ENERGIE UND FITNESS DIR HELFEN

Die vielfältigen Vergleiche der Geburt mit anderen Herausforderungen haben alle einen wahren Kern. Ob Geburt mit einem Marathon, der Besteigung eines Achttausenders oder anderen Grenzerfahrungen verglichen wird, ist einerlei. Über allem steht:

Es ist verdammt anstrengend. Und nichts anderes ist Elternsein – die anstrengendste Freude der Welt.

Für solche Zustände und Leistungen solltest du körperlich und mental fit sein. Achtung: Du musst dafür nicht ins Fitnessstudio. Wenn du dort schon trainierst, kann dies sicher von Vorteil sein – also gern auch in der Schwangerschaft weitermachen. Wer es nicht so mit dem Sport hat, kann sich sicher sein, dass der Körper unter der Geburt alles aus sich herausholt, was er hat, und meist ist dies auch genug.

Trotzdem solltest du im Rahmen deiner Möglichkeiten in Bewegung bleiben. Schwimmen, Spaziergänge, Gymnastik, Yoga, Pilates, Tanzen – es gibt viele Angebote speziell auch für Schwangere. Such dir aus, was zu dir passt. Hier zählt nicht Masse, sondern deine persönliche Klasse.

Was ich dir aber unbedingt empfehle, ist eine vorgeburtliche Beckenbodentherapie. Es gibt Online-Angebote von absoluten Spezialist*innen (siehe Anhang). Am besten ist es aber, wenn du dir von deinem/r Frauenarzt/ärztin ein bis zwei Einzeltherapien verordnen lässt.

Weil für das Gelingen der Geburt so viele verschiedene Faktoren verantwortlich sind, ist die Beschäftigung mit deinem Beckenboden eine sinnvolle Maßnahme und damit eine mögliche Ressource, die du unbedingt nutzen solltest.

Auch wenn die wissenschaftliche Evidenz bislang fehlt, bin ich überzeugt, dass Beckenbodentherapie ein Schlüssel sein kann, den Kaiserschnitt zu umgehen. Der häufigste Grund dafür sind sogenannte Geburtsstillstände, Erschöpfung und ungünstige Einstellungen des kindlichen Kopfes im Becken. All dies hat aus meiner Sicht häufig mit einem allzu angespannten Beckenboden zu tun. Das kann Folge, aber auch Ursache von Stress, Ängsten, Schmerz und Energielosigkeit sein. Aus ganzheitlicher Sicht erscheint es mir daher wichtig, all dies in den Blick zu rücken.

DEN BECKENBODEN STEUERN LERNEN

Bei der Beckenbodentherapie geht es nicht darum, deinen Beckenboden zu stärken – im Gegenteil. Es geht darum, dir ein Gefühl für deine Körpermitte zu vermitteln. Dein Beckenboden ist die Instanz, die in der Schwangerschaft dein Baby hält und bei der Geburt herauslässt. Das sind einander widerstrebende Abläufe, die aber bestens organisiert sind. Ein wenig funktioniert dein Beckenboden wie ein Trampolin. Dieses hat eine Grundspannung, ist aber elastisch, dehnungsfähig und in der Lage, immer wieder den Ausgangszustand zu erreichen. Das Tolle am Beckenboden ist aber, dass du ihn aktiv steuern kannst. Du kannst die Anspannung, aber auch die Entspannung regulieren. Abgesehen von wenigen Naturtalenten ist das meist eine Frage der Übung. Und dafür brauchst du einen Coach, der dir beibringt, wie du deinen Beckenboden schwingungsfähig machst und erhältst. Du lernst, Anspannung im Beckenboden zu registrieren und aufzulösen. So machst du den Weg frei für dein Baby, machst es ihm und der Gebärmutter leichter, ohne allzu großen Widerstand den Weg durch das Tor (der alle Kraft kostet) zu finden und zu gehen.

Wie schon erwähnt, ist Gebären sehr anstrengend – du brauchst einen langen Atem und viel Energie. Energie kannst du zuführen, Erschöpfung kann oft gut behandelt werden, und ja, auch Atemtherapie lohnt sich!

Apropos Energiezufuhr: Manchmal muss man unter der Geburt Pausen tolerieren (vorübergehende Wehenschwäche) oder bewusst gestalten (PDA). Gesunde Snacks und Getränke helfen, deine Batterien wieder aufzuladen. Also sorge vor und füll deine Kliniktasche damit. Wenn du in der Nahrungs- und Flüssigkeitsaufnahme bei der Geburt eingeschränkt bist (wobei Leitlinien all dies erlauben), dann wirst du über eine deiner Venen versorgt – mithilfe eines venösen Zugangs.

DER SCHATZ DER UNBEKÜMMERTHEIT

Im Ernst? Unbekümmertheit?

Ja. Ich behaupte, dass Unbekümmertheit eine große Ressource sein kann und nichts mit Fahrlässigkeit zu tun hat.

Junge Menschen brauchen Unbekümmertheit, sonst könnten sie sich unendlich vielen neuen Dingen in ihrem Leben gar nicht stellen. Sie ist auch eine Chance, Grenzen auszuloten und Dinge auszuprobieren, ohne sie vorher durch den Gefahren- und Nebenwirkungstest zu schicken.

Interessanterweise liegt die Wahrscheinlichkeit für eine interventionsarme Geburt am höchsten bei einem Lebensalter von etwa 25 Jahren. Da haben wir schon Lebenserfahrung gesammelt, aber die Unbekümmertheit noch nicht ganz verloren.

Aus eigener Erfahrung kann ich das bestätigen – ich habe in diesem Alter Dinge »riskiert«, die mir heute im Leben nicht in den Sinn kämen. Meine damals geborenen Söhne profitierten in hohem Maß von dieser Unbekümmertheit, meine Töchter, die viele Jahre später zur Welt kamen, hingegen von meiner Achtsamkeit und Gelassenheit. Sie profitieren aber auch von meiner Toleranz *ihrer* Unbekümmertheit (die ist mir zum Glück geblieben).

Auch Unbekümmertheit setzt Vertrauen voraus, ein Vertrauen, für das es allerdings viel weniger braucht, da es weniger Fragen stellt. **Unbekümmerte junge Menschen sind viel eher**

bereit, Geburt als eine unplanbare Abenteuerreise zu betrachten und sich dem Unbekannten, manchmal Schwierigen und Unvorhersehbaren zu stellen. Unbekümmerte haben keinen Plan B, können sich aber spontan einen basteln, wenn nötig (»Na gut, dann muss der Kaiserschnitt halt sein«).

Ich weiß nicht, ob Unbekümmertheit erlernbar ist. Vielleicht stellt sich ein gewisses Maß an Unbekümmertheit ein, wenn man sich auch in Gelassenheit und Heiterkeit übt. Unbekümmertheit schaltet Kontrolle nur im Notfall an, sie hört auf den Bauch und vertraut ihm.

Ich wünsche dir so viel wie möglich davon! Vielleicht gehörst du zu denen, die ihre Unbekümmertheit über die Zeit der (vielleicht auch unguten) Erfahrungen retten konnten. Ich selbst hätte meine Unbekümmertheit als Geburtshelfer tausendfach verlieren können. Doch all die guten und schlechten Berufserfahrungen haben mich eher darin bestärkt, vom Guten auszugehen, selbst wenn Gefahr droht, und mich dieser erst zuzuwenden, wenn sie meiner kompetenten Antwort bedurfte.

GLAUBE, HOFFE, LIEBE!

Wer religiös ist, glauben will und kann, verfügt über eine große Ressource. Damit ist häufig auch ein Sich-Fügen verbunden, eine Art Schicksalsgläubigkeit. Wer so glaubt, stellt eher die Allmacht der Medizin infrage (mitunter werden Möglichkeiten sogar geleugnet).

Der Glaube an die Geburtsmedizin hingegen führt eher dazu, diese und ihr Heilsversprechen auch mit allen Konsequenzen einzufordern, manchmal sogar gerichtlich.

Das beobachte ich auch in der außerklinischen Geburtshilfe. Wenn dort ein Schaden entsteht, hält sich die Schicksalsgläubigkeit hartnäckig (»Das Kind war zu schwach fürs Leben«) oder sie verkehrt sich ins Gegenteil: »Schuldige« werden gesucht und streng verfolgt.

Somit ist der Glaube auch eine ambivalente Ressource.

Eine Konstante kann der Glaube an dich selbst bleiben – er darf nie verloren gehen oder infrage gestellt werden, denn egal wie die Geburt läuft: **Der Glaube versetzt nicht Berge, aber erleichtert den Weg hinauf allemal**, auch wenn es manchmal ein anderer, vielleicht unerwünschter ist.

Die Hoffnung stirbt zuletzt. Sie ist eine wahre Ressource – der beste aller Placeboeffekte. **Hoffnung nährt sich vom Glauben an das Gelingen, bis an den Rand des Unmöglichen.** Die Hoffnung gilt es immer aufrechtzuerhalten. Wenn Geburtshelfer sie vorschnell aufgeben, kann ein Noceboeffekt eintreten (der Glaube, dass es nicht gut wird). Hoffnung gibt es auch noch bei Wahrscheinlichkeiten von einem Prozent. Wer nur einmal erlebt hat, wie daraus 100 Prozent werden, wird immer daran denken. Gratwanderungen in der Geburtshilfe dienen auch dazu, die Bereiche des Unwahrscheinlichen auszuloten. Man muss nur einen guten Rahmen stecken, Grenzen setzen und sich darin mutig, aber nicht fahrlässig bewegen.

Die Liebe stirbt nie. Sie macht fast alles möglich. Sie wächst, wenn sie verbraucht wird. Sie bleibt die größte Ressource. Wer sie rund um die Geburt nicht spürt, hat es schwerer. Je nach Überzeugung macht sie *dem Kind zuliebe* einen Kaiserschnitt nötig oder hilft dabei, ihn gerade nicht einzufordern. **Wer sich der Liebe bei der Geburt stets versichern kann, wird von einer großen Kraft getragen.** Deshalb ist es so essenziell – und zwar egal wo – eine Atmosphäre der Liebe herzustellen.

Wie das geht? Alle Beziehungen können während der Geburt durch Selbstliebe, die Liebe zum Kind, zum/zur Begleiter*in vertieft werden.

Geburtshelfer und -mediziner*innen sind aufgefordert, liebevoll, wenigstens respektvoll zu sein. Jede Frau hat das Recht, so angenommen zu werden, wie sie ist. Ich wünsche dir von Herzen die Gunst und Kunst liebevoller Betreuung. Und wenn das nicht so ist, bleibt dir immer die Möglichkeit, einen Hebammenwechsel zu verlangen, oder notfalls den Geburtsort zu wechseln.

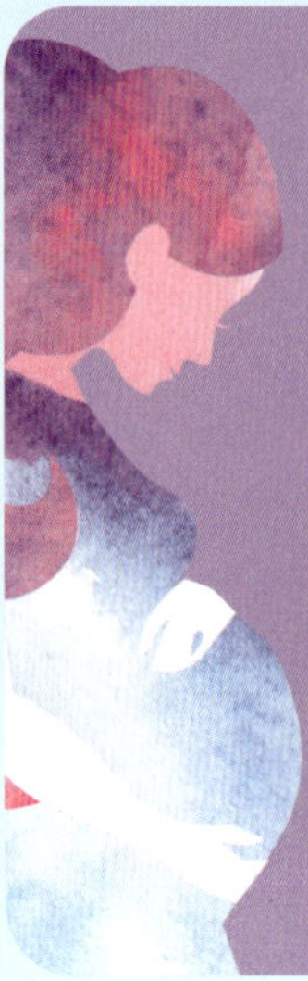

7. GEBURT – WAS DU WISSEN MUSST

Du hast bereits gesehen: Geburt betrifft sehr viel mehr als das rein biologische Geschehen. Mit der Geburt beginnt gleichzeitig ein neuer Lebensabschnitt, der alles auf den Kopf stellt, was du vielleicht gedacht und getan hast.

ELTERN WERDEN – EIN KURS IN FLEXIBILITÄT

Nichts fordert unser Lebensskript so heraus wie Elternschaft. Konflikte werden zum neuen Normal und unumgänglich. Eine Lösung erscheint nicht immer sofort greifbar. Und doch ergibt sie sich. Sogar dann, wenn das Wunschkind anders wird, als erwartet. Im besten Fall nimmt man dann von dem Traumbild Abschied und akzeptiert es liebevoll so, wie es ist.

Wenn du schon mal geliebt hast, weißt du, dass es mit dem Verliebtsein nicht getan ist. Es ist einfach, sich im Luftschloss auf Wolke sieben zu begegnen. Alles, was nicht dem Ideal entspricht, wird rausgefiltert. Spätestens nach ein paar Jahren beginnt jedoch das wahre Lieben. Die vormals große Schnittmenge kann plötzlich ganz klein werden – nun gilt es, sich mit dem Fremden, mitunter auch Ungeliebten, auseinanderzusetzen. Dabei helfen Gewohnheit, Regeln für die gemeinsame Schnittmenge, Verbindlichkeit und Exklusivität, Toleranz, Respekt und ein gelegentlicher Rückzug auf die Inseln der Erinnerung.

Und mit dieser Matrix gelingt auch das Leben mit Kindern.

Nicht von ungefähr ist die Mutter- und Vaterliebe das »Premiumpaket« aller Lieben. Und die Geburt ist die dazu passende Geburtsstunde – die Urform der Liebe, wie es der bekannte Psychotherapeut Michael Balint formulierte.[8] Wann wirst du ein weiteres Mal im Leben so uneingeschränkt und vorbehaltlos geliebt? Welche Liebe überdauert meist alles andere?

Hier liegt die Wurzel des gesunden Selbstwertgefühls. Von diesem sicheren Hafen kann die Welt erobert werden. **Nur wer sich geliebt fühlt, kann selbst gesund lieben und sich binden.** So lernt man über das Lieben das Wichtigste im Leben: denken, fühlen, handeln im Sowohl-als-auch. Das hilft vor allem in einer Welt, die im Entweder-oder versinkt. Wer nur Gut oder Böse kennt, vergisst, dass beides in einem riesigen Kontinuum präsent ist – mit zahlreichen Graustufen dazwischen. Das gilt auch für uns und die Menschen um uns herum. Dabei kann vieles gut nebeneinanderstehen – man kann sich selbst und andere toll und zuweilen absolut schrecklich finden. Mit Humor lässt sich das sogar konfliktfrei integrieren. Wer fähig ist, das Gute im Schlechten zu sehen und über sich selbst lachen kann, der übersteht auch gefahrlos Kritik, ohne Selbstwertzweifel, Depression oder Narzissmus (die übersteigerte, unkritische Selbstliebe).

Nur mit Kindern kann es eine bessere Welt geben, denn sie erinnern immer an Grundrechte, Zerbrechlichkeit, Schutzbedürfnis, Zukunft, Bildung – um nur einiges zu nennen.

MUTTER WERDEN UND SEIN

Mutterschaft beginnt nicht erst nach der Geburt. Schwangerschaft, Geburt und die erste Zeit mit dem Kind bilden eine Einheit und sind ein komplexer Übergang in Teilschritten. Alles ist mehr oder weniger Teil deines Mutterwerdens und Mutterseins.

Dabei kann eine Schwangerschaft sehr unterschiedlich empfunden und bewertet werden. Manche begrüßen dieses innere Wachstum, andere halten es für eine lästige, den Körper unnötig belastende Pflicht. Wie immer werden die meisten irgendwo dazwischenstehen und die Schwangerschaft als Belastung, aber auch als eine besondere Zeit der Besinnung, der Wandlung und Entgrenzung erleben.

Pränatale Psychologie, Epigenetik und Neurobiologie reichen sich übrigens wissenschaftlich die Hand und stellen fest, dass Mutter und Kind auch im ganzheitlichen Sinne sehr früh »zusammenwachsen« und sich gegenseitig beeinflussen. Daraus können wir Chancen ableiten, wie diese erste Phase der Mutterschaft zum allumfassenden Wohl von Mutter und Kind gestaltet werden kann. Damit meine ich nicht nur Ernährung, Folsäure, Mutterschutz und »Vorsorge«, sondern auch Stressabbau, Bindungsförderung und psychologische Begleitung. Du kannst bereits mit deinem Kind im Bauch sprechen und ihm vieles mitteilen.

Und schon sehr früh bist du aufgerufen, dir deine »zukünftige« Rolle als Mutter vorzustellen. In der lebenslangen Auseinandersetzung mit deiner eigenen Mutter hat sich auch bei dir ein Bild der von dir gewünschten Form des eigenen Mutterseins entwickelt.

Wundere dich nicht, wenn du zu denen gehörst, die eine ganz andere Mutter werden wollen, als die eigene es war. Ich haben an früherer Stelle in diesem Buch schon über These und Antithese geschrieben. Vor allem, wenn du zu denen gehörst, die nicht die beste aller denkbaren Kindheiten hatten, wirst du versuchen, ein Gegenmodell zu entwickeln. Das gelingt übrigens nicht immer, weil du dich nicht ganz von den Mustern befreien kannst, die auch deine Beziehung und Interaktion mit deiner Mutter geprägt haben.

DIE BEZIEHUNG ZUR EIGENEN MUTTER

Mein Tipp ist, die Schwangerschaft als eine Zeit der inneren und vielleicht auch äußeren Klärung deiner Mutterbeziehung zu nutzen. Je mehr Frieden du hier spürst oder herstellen kannst, desto befreiter und selbstständiger trittst du deine Mutterschaft an. Mit der Geburt, mit dem Moment, in dem du spürbar selbst die Verantwortung einer Mutter in den Händen hältst, trennst du dich meist endgültig von deiner eigenen Mutter, auch wenn du glaubst, dies schon lange vollzogen zu haben.

Ich wünsche dir, dass Schwangerschaft und Geburt dich in die Lage versetzen, die »hinreichend gute Mutter« zu werden, die sich jedes Kind wünscht. Aber hab keine Sorge: Die Geburt beendet keineswegs die Mutterwerdung, sie ist eigentlich nur der spannende Auftakt für Muttertät und Matreszenz. In den letzten Jahren ist es gesellschaftsfähig geworden, auch die Schwierigkeiten offen zu benennen, mit denen eine neue Mutter konfrontiert ist. Nicht alles ist automatisch rosarot. Der als selbstverständlich erachtete Mutterinstinkt ist vielen Studien zufolge eher ein Narrativ als Fakt.[9] Rechne deshalb mit einem lebenslangen Prozess.

Neben dem Aufbau von Bindung bedeutet Muttersein nicht nur die Befriedigung der (am Anfang manchmal schwer zu erkennenden) kindlichen Bedürfnisse; es bedeutet auch, sich vom imaginierten – oft durch Ultraschall bebilderten – Kind zu verabschieden und sein Baby so anzunehmen, wie es ist. Es ist wichtig, dies zu wissen und vorgeburtlich möglichst wenige Vorstellungen vom Kind zu entwickeln. Wichtige Ausnahme: wenn es klare Anzeichen für eine Erkrankung gibt. Mit dieser solltest du dich auch schon im Vorfeld intensiv auseinandersetzen. Das erleichtert vieles. Umgekehrt ist auch die Strategie des Nicht-wissen-Wollens völlig in Ordnung. In diesem Fall wirst du zwar überrascht, bist aber meiner Erfahrung nach trotzdem in der Lage, dich schnell anzupassen.

Bedingungslose Elternschaft

Am eindrücklichsten hat mir dieses einmal ein Paar vor Augen geführt. Das Kind kam mit schwersten Behinderungen zu früh und nicht lebensfähig zur Welt.

Ich war mir selbst nicht sicher, ob der Anblick dieses Neugeborenen aushaltbar ist, und gab dies zu bedenken. Die Eltern schauten mich entgeistert an und sagten, dass das doch ihr Kind sei! Sie nahmen es liebevoll in die Arme und streichelten und liebkosten das Baby am ganzen Körper. Ich war sehr beeindruckt. Und wenn es auch nur für kurz Zeit war: Hier vollzog sich Elternschaft – uneingeschränkt und bedingungslos.

An dieser Stelle möchte ich dir zur Erinnerung noch mitgeben, dass Lieben nicht automatisch heißt, immer nur lieb zu sein. Wie oft könnten wir unsere/n Partner*in in der Luft zerreißen, ohne dass dadurch auch nur ein Bruchteil unseres Liebens verloren geht. Das wirst du auch mit Kindern erleben. Ich habe es selbst siebenmal durchgespielt. Am Ende bleibt die Erkenntnis: 23 Stunden Anstrengung, Ärger und Sorge am Tag werden aufgewogen von der einen Stunde Freude, Lachen und Staunen. Und will man nicht viel lieber von einem Kinderzeh in der Nase geweckt werden als von Gedanken an den Job?

Was ich außerdem denke: Kinder werden leider ein zunehmend rares Gut, sind aber der Schlüssel für unsere Zukunft. Mutterschaft muss deshalb wieder einen passenden und annehmbaren Rahmen bekommen – ein Auftrag vor allem für uns Männer! **Denn moderne Vaterschaft heißt gleiche Care-Verantwortung** – doch vielerorts sind wir noch weit davon entfernt.

GESTALTE DEINEN GEBURTSPLAN

Planen kann man die Geburt nicht – daher ist ein Geburtsplan eher das Sortieren von Vorstellbarem und Unvorstellbarem. In dem Wissen, dass Wünsche gerade bei einer Geburt nicht immer in Erfüllung gehen, kann ein Plan helfen, Erwartungen zu managen – wohlwissend, dass alles auch ganz anders kommen kann. Im Plan legst du Ziele fest, ohne deren Erreichbarkeit in Stein zu meißeln. Ein Geburtsplan braucht daher auch immer einen Alternativplan. Dieser wird erst wirksam, wenn aus Plan A nichts wird. Erst dann guckt man drauf – nicht vorher. Plan B kommt in die Schublade des Langzeitgedächtnisses und spielt für die Gegenwart erst einmal gar keine Rolle. Er ist der Notausgang –

wie alle Eingriffe in die Geburt es von Natur aus sind und bitte weiter sein sollen.

Ein Geburtsplan hilft dir bei der Orientierung. Er sollte auch eine Abstimmung, ein Vertrag mit den Geburtshelfern sein – solange die Voraussetzungen dafür erfüllbar scheinen.

Geburtspläne geben Sicherheit. Da steht schwarz auf weiß, wovon man ausgeht. Das muss dann nicht immer wieder ausgesprochen und eingefordert werden. Es ist wie eine Arbeits- und Verfahrensanweisung, die ernst genommen werden muss. Sie regelt auch, was der Einzelne unter Respekt und Traumasensibilität versteht. Es ist ein Mittel der Selbstbestimmung und der Ermächtigung.

Im Netz findest du alle möglichen Vorlagen für Geburtspläne[10]. Die kannst du gerne als Matrix nutzen – solltest aber unbedingt deinen ganz eigenen Plan erstellen. Je nach gebärender Person kann jeder Geburtsplan anders aussehen.

Geburtspläne werden von Geburtshelfern meist mit Argusaugen betrachtet. Sie sind skeptisch und unterstellen den Frauen häufig zu hohe, unerfüllbare Erwartungen. Manche glauben, sich im Verlauf der Geburt mit Uneinsichtigkeit oder gar Fahrlässigkeit auseinandersetzen zu müssen, und meinen, dass ein zusammenbrechender Geburtsplan sowieso im Kaiserschnitt endet. Alles falsch!

Der Geburtsplan ist das verschriftlichte Mindset – und wie wir wissen, kann sich das Mindset erstaunlich gut durchsetzen. Wer einen Plan hat, erreicht öfter das gewünschte Ziel, wer keinen Plan hat, hat vielleicht gar kein Ziel.

Beim Planen könnten sich beide Seiten eigentlich gut treffen: Geburtshelfer und Geburtsmedizinerinnen wünschen sich nämlich auch Planungssicherheit. Das schafft Überblick und Kontrolle und eine Vorstellung von Machbarkeit. 50 Prozent der Kaiserschnitte werden nur aus diesem Grund geplant. Warum kommt es dann eigentlich zum Konflikt zwischen Gebärenden und Klinikpersonal? Ganz einfach: Wer gern plant, arbeitet im Klinikbetrieb mit schematisierten Routinen. Das mag im Notfall wichtig und hilfreich sein, verhindert aber häufig jede Form personalisierter Betreuung.

Ein Geburtsplan ist daher immer eine kleine Kampfansage an Klinikroutinen. Er ist aber auch genau deshalb das geeignete Instrument, diesen zu begegnen. Der Geburtsplan stellt klar, wer du bist und was du brauchst. Wenn Kliniken völlig transparent arbeiten würden und eine Hebammensprechstunde hätten, bei der in aller Ausführlichkeit über alles gesprochen würde, bräuchte es wahrscheinlich gar keine Geburtspläne mehr. Bis dieses Ziel erreicht ist, finde ich ihn für deine Geburt fast obligat.

WAS IN DEINEM GEBURTSPLAN STEHEN SOLLTE

Lege fest:

- Wer bei der Geburt dabei ist
- Wie du zur Geburtseinleitung stehst
- Welche Schmerzlinderung du dir vorstellen kannst
- Welche Geburtspositionen du dir wünschst oder gut vorstellen kannst
- Ob es eine Wassergeburt sein darf – oder soll
- Ob ein Familienzimmer gebucht wird, um bei nachlassenden Wehen den Kreißsaal verlassen zu können und nach der Geburt zusammen sein zu können.
- Welche Musik du gerne im Kreißsaal hören möchtest (frage vorher nach, ob es dafür eine Soundanlage gibt)
- Welche Düfte du beruhigend findest. Sie gehören dann in deine Kliniktasche.

- Was mit einem vorsorglichen Dammschnitt ist: Möchtest du ihn lieber vermeiden?
- Ob für die Nachgeburt Medikamente verabreicht werden sollen oder dieser Vorgang natürlich ablaufen soll
- Ob die Nabelschnur zügig durchtrennt werden soll oder erst, wenn sie nicht mehr pulsiert
- Wie du zur PDA stehst
- Was du möchtest, wenn ein Kaiserschnitt unumgänglich wird: PDA oder Vollnarkose? Direktes Bonding auf dem OP-Tisch – ja oder nein? Soll das Baby sofort und ungewaschen zu dir auf die Brust gelegt werden? Möchte der/die Partner*in bei der OP dabei sein?

DEINE WUNSCHHEBAMME

Hebammen sind (und waren immer!) der Schlüssel zu guten Geburten. Ja, es gibt Frauen, die Geburten allein schaffen und dies auch wollen. Sie haben meist ein so unfassbar großes Bedürfnis nach Unabhängigkeit, dass sie dieses über alles andere stellen.

In der Regel sind Frauen aber unglaublich froh, eine geburtsweise Frau an ihrer Seite zu haben, die sie betreut, unterstützt und ihnen in einer ganz besonderen Situation in ihrem Leben hilft. Das zeigte auch eine Umfrage: **Wenn Frauen nach der Geburt gefragt werden, wer oder was ihnen bei der Geburt am meisten geholfen hat, steht die Hebamme ganz oben.**

Dem geht natürlich eine relativ hohe Erwartungshaltung voraus, und gerade heute, in Zeiten des Personalmangels, ist es den Hebammen oft beim besten Willen nicht möglich, diese zu erfüllen. Doch dazu später.

Ich selbst wurde von zwei betagten Ordenshebammen in die geburtshilfliche Kunst eingeführt. Mit großem Respekt vor dem kaum Kundigen haben sie mir alles beigebracht, was sie glaubten, einem angehenden Geburtshelfer mit auf den Weg geben zu müssen. Als ich flügge wurde und all die wunderbaren neuen Entwicklungen in der Geburtshilfe für mich und unsere Klinik entdeckte, mussten diese großartigen Damen dann viel von mir lernen und annehmen: Geburten auf dem Hocker, die schonendere Misgav-Ladach-Sektio oder den Einzug der Männer in Gebärraum und Wochenbettzimmer.

Was ich *von ihnen* vor allem gelernt habe, ist die Demut. Als ich als Chef an eine andere Klinik wechselte, wurde eine der Ordensfrauen für einen Abschiedsfilm befragt, ob ich denn zu Beginn meiner Tätigkeit Ahnung von Geburtshilfe mitgebracht hätte: »Das glaube ich nicht«, sagte sie in respektvoller Bescheidenheit, anstatt klar zu formulieren, dass ich nicht den blassesten Schimmer hatte!

Im Laufe meiner Tätigkeit habe ich dann mit vielen Hebammen zusammengearbeitet und die Vielfalt an Persönlichkeit, Haltung, Kenntnis, Fertigkeit und Emotionen kennengelernt (mit manchen von ihnen ging ich unvergessen durch Himmel und Hölle). Hebammen denken immer, dass sie alle das Gleiche machen – weit gefehlt. Jede Hebamme begleitet anders. Und jede Hebamme hat andere Spezialitäten. So ist es ein großer Unterscheid, ob Hebammen außerhalb der Klinik, in der Geburtshilfe oder der Geburtsmedizin arbeiten, ob sie fest angestellt oder freiberuflich tätig sind, oder in einem hebammengeleiteten Kreißsaal arbeiten. Und natürlich verändern sich Hebammen im Zuge der Zeit – im Kontext von Erfahrungen (nicht zuletzt eigenen Geburten!), erfahrener oder mangelnder Wertschätzung, Belastungen und Traumatisierungen, aber auch Fort- und Weiterbildungen.

Die Erwartungen an Hebammen sind im Laufe der Zeit gewachsen. Im gleichen Atemzug – und das ist gut – stellen gerade junge Hebammen hohe Ansprüche an sich selbst und ihr Umfeld. Diese kollidieren mit schwindenden Ressourcen, aber auch einer schon etwas älteren Generation an Hebammen, die in einem sehr patriarchalen System groß geworden sind und dessen Muster und Sprache teilweise verinnerlicht haben. Das musst du nicht gutheißen, aber es hilft, das zu wissen.

Es ist noch gar nicht so lange her, dass Deutschland als Schlusslicht in der EU die Akademisierung des Hebammenberufes auf den Weg gebracht hat. Ein wichtiger Schritt! Meine Hoffnung ist, dass auch die Inhalte der Ausbildung angepasst werden. Psychosomatik, Kommunikation und Selbsterfahrung haben aus meiner Sicht noch bei Weitem nicht den Stellenwert, den sie gerade bei der Ausbildung zur Hebamme haben sollten.

Dennoch mache ich als Lehrbeauftragter tolle Erfahrungen mit den Hebammenstudentinnen. Sie sind aufgeschlossen, kritisch und kritikfähig, beschäftigen sich mit Respekt und Kultursensibilität, lernen Kommunikation, sind offen für Selbsterfahrung und haben erkannt, dass Geburt zwar ein meist physiologischer Akt ist, an dem aber ein ganzes System in all seiner biopsychosozialen Vielfalt verankert und wirkmächtig ist. Diese angehenden Hebammen haben verstanden, wie wichtig Empathie, Ethik, Mindset, holistische und humanistische Sichtweisen, Gelassenheit, profundes Wissen und Erfahrung für ihren Beruf sind. Das macht mir Mut – und das soll auch dir Mut machen.

Wenn du bei deiner Geburt gefragt wirst, ob es in Ordnung ist, dass dich eine Hebammenstudentin mitbetreut, dann willige unbedingt ein. Damit bekommst du automatisch so etwas wie eine Eins-zu-eins-Betreuung – mit Notfallschirm, da die erfahrene Hebamme natürlich stets auf Zuruf verfügbar ist und in der Hochphase der Geburt sowieso hinzukommt. Ein großes Plus ist, dass Hebammen in Ausbildung fast zwangsläufig vorsichtiger, sensibler und empathischer sind.

Durch die Akademisierung erfährt aber auch die Hebammenwissenschaft einen Aufschwung. Hebammen schließen ihr Studium heute mit Bachelor- und Masterarbeiten ab – eine große Chance, um die vielen Fragen der ganzheitlichen Geburtshilfe endlich zu stellen und nach Antworten zu suchen.

Ich habe dir das hier so ausführlich beschrieben, damit du verstehst, dass trotz meist ähnlichen Berufsvorstellungen Hebammen sehr, sehr unterschiedlich agieren.

Deine Hebamme ist so besonders wie du, und leider kannst du sie dir nicht passend backen. Du kannst nur auf die »Passung« hoffen. Auch bei einer Hausgeburt kann sich die so wertgeschätzte Hebamme unerwartet ängstlich, unempathisch und wenig verlässlich zeigen – eine gerade dann sehr schlimme Enttäuschung.

In Kenntnis dieser Umstände solltest du also die Geburt gelassen abwarten und dich dann mit der Hebamme – manchmal sind es auch mehrere – vertraut machen und mit der so wichtigen Beziehungsarbeit beginnen. Wie du vielleicht weißt, merken Menschen sehr schnell, ob sie einander riechen können. Das hängt von den ersten, meist nur in Sekunden erfassten Eindrücken ab. Schon an der Körpersprache und Erscheinung kannst du ganz viel ausmachen. Zu diesem Zeitpunkt könnte auch ein Vorurteil entstehen. Wichtig ist, dass du dieses erst einmal in die zweite Reihe schickst. Zunächst ist es einen Versuch wert, auch anscheinend unfreundlichen Menschen etwas Gutes abzugewinnen oder zumindest die Unfreundlichkeit zu verstehen.

Ein guter Einstieg ist es, davon auszugehen, dass auch die Hebamme als Mensch eine Tagesform hat – und die kann, wie bei jedem von uns, schwanken. Darum ist es durchaus sinnvoll, sie eingangs zu fragen, wie es ihr geht. Eine Einladung, den eigenen Aggregatzustand, aber auch die Arbeitsbelastung zu schildern. Solche Türöffner bekommen oft eine adäquate und zugewandte Antwort, und schon verändern sich Stimmung und Wortwahl.

Falls nicht, könnte sich dein Vorurteil bestätigen und schnell klarwerden, dass die Chemie hier und wohl auch zukünftig nicht stimmt. Das ist der Zeitpunkt, Beziehung als Vertrag zu sehen, den es abzustimmen gilt. Das ist wie in der Politik. Und das geht nur mit gegenseitigem Respekt. Wenn ihr euch auf die Eckpunkte (vielleicht auch noch mithilfe deines/r Partner*in?) geeinigt habt, kann daraus am Ende noch eine hinreichend gute Betreuung entstehen.

Ansonsten bleibt dir nur, eine Pause einzulegen (die Hormone helfen dir dabei, denn im Zweifel stellen sie erst einmal die Arbeit ein und deine Geburt verlangsamt sich) und den Schichtwechsel abzuwarten, oder du besprichst die Möglichkeit eines Hebammenwechsels. Mancherorts ist so etwas möglich.

Wenn die Chemie stimmt, solltest du trotzdem wissen: Die Möglichkeiten der dich betreuenden Hebamme unterliegen Einschränkungen. Je nach Betreuungsschlüssel muss sie Abstriche zugunsten einer Notfallversorgung machen – glaub mir, das geht den meisten Hebammen an die Nieren. Eigentlich wünschen sie sich nichts anderes, als in Ruhe eine Frau durch die Geburt zu begleiten. Das Hin- und Herhetzen zwischen den Gebärräumen entspricht so gar nicht ihrem Ethos. Sie wissen, dass dann auf der einen Seite viel zu viel passiert (unnötige Interventionen) und auf der anderen viel zu wenig (gute Betreuung). Wenn dieser Zustand dauerhaft ist, führt er meist zu Zynismus, fehlendem Einfühlungsvermögen und Verurteilung der ach so fordernden (»mich überfordernden«) Schwangeren. Und schon steht die Tür zu Gewalt – ungewollt! – ganz weit offen.

Für diese Strukturprobleme mit all den weitreichenden persönlichen Folgen für Geburtshelfer kannst du nichts! Du kannst nur versuchen, dich – auch mithilfe des Partners/der Partnerin – dagegen zu wehren. Mit Verständnis für die Hebamme, aber Unverständnis für die Struktur. Da hilft es manchmal, wenn du nachfragst, zu welchem Zeitpunkt denn ein Aufnahmestopp wegen unzureichender Betreuungsmöglichkeiten gilt (siehe »Fragen für den Infoabend in der Klinik«). Das wird überall anders gehandhabt und ist natürlich ein Spiegel der ökonomischen Interessen.

Zusätzlich darfst du/dürft ihr natürlich immer Respekt einfordern, denn wie schon früher erwähnt: Arbeitsdruck ist kein Grund, schlecht zu kommunizieren. Gute Kommunikation dauert auch nicht länger.

Hebammen haben leider mitunter die Angewohnheit, Geburtsverläufe vorauszusehen. Erstaunlicherweise haben sie relativ oft recht. Ob dies dann eine sich selbst erfüllenden Prophezeiung ist oder nur das Ergebnis einer auf Erfahrung basierenden Ahnung, wissen wir nicht. Entscheidend ist, dass diese Ahnung eine Haltung nach sich zieht, welche das vorhergesagte Ereignis begünstigt. Das kann ein Noceboeffekt sein, wenn die Hebamme damit rechnet, dass die Geburt ohnehin im Kaiserschnitt enden wird, oder ein Placeboeffekt, wenn die Hebamme fest davon ausgeht, dass die Geburt natürlich verläuft. Unbewusst verhält sich die Hebamme dann so, als ob das Ereignis schon vor der Tür stünde, entsprechend werden andere Möglichkeiten und Ideen gar nicht genutzt und umgesetzt. Oder es werden Warnzeichen ignoriert, weil sie die eigene Prognose infrage stellen. So entstehen Scheuklappen und damit auch Wahrnehmungsprobleme mit Unterlassungen in die eine oder andere Richtung.

Auch hier ist es wichtig, selbst *kleine* Chancen zu sehen und ihnen zu entsprechen – ein, wie wir wissen, erstaunlich Erfolg versprechendes Konzept. Denn Chancen schaffen Chancen. Der Glaube an das Gute schafft das Gute und der Glaube an das Schlechte schafft das Schlechte.

Umgekehrt muss gerade bei unerwartet suspekten oder gar pathologischen Geburtsverläufen der meist große Wunsch nach einer physiologischen Geburt auf Machbarkeit geprüft werden. Hier geht es um Fakten und adäquate Antworten, die meist auch unter Zeitdruck gefunden werden müssen.

Die Kommunikation in diesen nicht immer einfachen Situationen sollte natürlich stets angstbefreit, traumasensibel, ergebnisoffen, transparent und authentisch sein – also schlichtweg gut! – sein.

HEBAMMENWECHSEL BRAUCHT KONTINUITÄT

Du kannst davon ausgehen, dass die Hebamme im Verlauf deiner Geburt einmal wechselt. Das ist zumindest beim ersten Kind wahrscheinlich, weil sie meist länger dauert. Hier ist es ganz wichtig, dass eine gute Übergabekultur herrscht. Nachdem sich die Hebammen vor der Tür abgestimmt haben, kommen sie in der Regel zu dir und vermitteln den Eindruck von Kontinuität, einem der so wichtigen Faktoren für gutes Geburtserleben. Du musst spüren, dass da ein roter Faden ist, der zwar ein wenig anders, vielleicht mit frischen Kräften und Ideen angereichert ist, aber trotzdem als solcher erkennbar bleibt.

Wenn du dir einen Hebammenwechsel so gar nicht vorstellen kannst, weil die Person für dich zentral ist, dann prüfe, ob ein außerklinisches Setting dir nicht diesbezüglich Vorteile verschafft. Das diesbezügliche Angebot ist regional sehr unterschiedlich. Es lohnt sich, wenn gerade für dich nur mit der passenden Begleitung eine wirklich selbstbestimmte Geburt möglich ist – scheu dich also nicht davor. Damit schaffst du auch die Grundlagen für Vertrauen, Hingabe und Zuversicht, kannst Kontrolle abgeben und Ängste minimieren – allesamt gute Voraussetzungen für eine natürliche Geburt.

DOULAS – DEIN JOKER

Vor Kurzem war ich tief beeindruckt von einer gemeinsamen Fortbildung von Hebammen und Doulas. Lange Zeit wurden Doulas nämlich von Hebammen als unliebsame und mehr oder weniger inkompetente Konkurrenz betrachtet. Dieses Bild scheint sich zu Recht zu wandeln. **Doulas haben eine Ausbildung, haben selbst geboren (im Gegensatz zu vielen Hebammen) und füllen meiner Meinung nach die zunehmend klaffende Lücke in der Betreuung gut aus**. Derzeit sind wir weit entfernt von der gewünschten Eins-zu-eins-Betreuung durch Hebammen. Diese müssen sich oft zerreißen und leiden unter diesen systemischen Vorgaben genauso wie die schlecht betreuten Gebärenden.

Partner*innen können diese Versorgungslücke ein wenig schließen, ihnen droht aber schnell Überforderung. Da erfüllt die vertraute Doula eine ganz wichtige Funktion, sodass Frauen sich am Ende doch gut und kontinuierlich betreut fühlen können.

Leider sind Doulas aktuell eine privat zu zahlende Leistung. Aus meiner Sicht ist es nötig, die Doula-Begleitung bei der Geburt zu finanzieren. Ihr Einsatz darf nicht am Geldbeutel von Paaren hängen, die sich das leisten können.

Doulas entlasten und machen natürliche Geburten wahrscheinlicher. Am Ende können gerade dadurch Geburten auch den Hebammen wieder mehr Freude und die klinische Arbeit attraktiv für sie machen. Denn auch wenn wir einen Hebammenmangel beklagen: Eigentlich gibt es in unserem Land genügend Hebammen, um auch in Kliniken eine Eins-zu-eins-Betreuung zu gewährleisten.

Ich kann dir also nur raten, dich in deinem Umfeld nach Doulas umzusehen. Zur Finanzierung: Vielleicht können alle, die ohnehin über ein Geschenk zur Geburt nachdenken, eine Sparbüchse füllen, aus der Doula, Familienzimmer und anderer sinnvoller »Luxus« finanziert werden?

DEIN WUNSCHENTBINDUNGSORT

Dank europäischer Gesetze besteht die Möglichkeit, den Geburtsort frei zu wählen. Es gibt dazu sogar ein Gerichtsurteil. Obwohl es auch hierzulande starke Bestrebungen gibt, insbesondere Hausgeburten zu verbieten, gehe ich fest davon aus, dass dieses Grundrecht noch lange unantastbar bleiben wird. Es wird dich wundern, dass ich als klinischer Geburtshelfer sage: Das ist auch gut so. **Aber verantwortungsvoll geplante und durchgeführte Hausgeburtshilfe ist ebenso sicher wie die klinische Geburtshilfe.** Bei außerklinischen Geburten stehen Vor- und Nachteile häufig auf einer Stufe mit denen klinischer Geburten. In der Klinik sind es die Interventionsneigung, Personalmangel, Überforderung und Parallelpathologie – in der außerklinischen Begleitung sind es Anfahrtswege und die Verlegungslogistik, die Probleme bereiten können. Gerade Letzteres ließe sich telemedizinisch verbessern. Grundsätzlich ist mir nicht eingängig, dass geschulte Hebammen nicht auch zu Hause sinnvolle (Notfall-) Maßnahmen (wie die Gabe von Medikamenten oder den Einsatz einer kleinen Saugglocke) einsetzen dürfen.

Wissenschaftlich lassen sich klinische und außerklinische Geburtshilfe noch schlecht vergleichen. Daher gibt es nicht sehr viele Studien dazu. Diese scheinen aber zum jetzigen Stand ausreichend, sonst würde nicht in der englischen Leitlinie (NICE-Guideline mit der weltweit höchsten Evidenzstufe) die Empfehlung ausgesprochen, dass Frauen mit dem ersten Kind bei nur leicht erhöhtem Risiko, Mehrgebärende hingegen ohne Risikomehrung, beziehungsweise ohne klar erkennbare Vor- und Nachteile ihr Kind im häuslichen Umfeld zur Welt bringen können und dürfen.

Konkret bedeutet das für gesunde Schwangere, die ihr erstes Kind erwarten: Die Planung einer Geburt in einem Geburtshaus oder einem hebammengeleiteten Kreißsaal ist überlegenswert, da hier mit deutlich weniger Geburtseingriffen gerechnet werden kann. Es hat sich gezeigt, dass die hier geborenen Babys keinerlei Nachteile gegenüber denen einer klinischen Geburt hatten. Bei einer Hausgeburt ist das Risiko für das Baby leicht erhöht.

Und für gesunde Schwangere, die schon (mindestens) ein Kind zur Welt gebracht haben: Eine Hausgeburt oder eine Geburt im Geburtshaus ist überlegenswert, weil hier weniger in den Geburtsverlauf eingegriffen wird und ein Kaiserschnitt seltener vorkommt. Das bedeutet, die Mutter ist nach der Geburt fitter und kann sich besser ums Baby kümmern. Einschränkend muss hier angemerkt werden, dass wir die englischen und die deutschen Verhältnisse vielleicht nur bedingt vergleichen können. Daher ist es wichtig, die Rahmenbedingungen im Einzelfall sorgfältig zu prüfen.

Für die Planung einer Hausgeburt müssen relativ viele Bedingungen erfüllt werden. Die medizinischen Ausschlusskriterien empfinde ich mitunter als nicht immer schlüssig und sinnvoll. Froh bin ich, dass du auch dann eine außerklinische Geburt erleben kannst, wenn du schon einmal einen Kaiserschnitt hattest. Das ist deswegen so wichtig, weil gerade Frauen nach einem traumatisch erlebten Kaiserschnitt (darauf gehe ich später noch ein) oft gar nicht mehr an den Ort des Erlebens zurückkehren wollen – oder können – und sich die Sicherheit, Geborgenheit und Intimität eines außerklinischen Settings suchen. Dort sind sie aus geburtshilflich-psychologischer Sicht auch besser aufgehoben, weil sie entspannter und weniger ängstlich sind, seltener mit Triggern konfrontiert werden und somit viel bessere

Bedingungen für einen normalen und sicheren Geburtsverlauf mitbringen. Das kleine Restrisiko ist hier aus meiner Sicht kalkulierbar und steht in einem günstigen Verhältnis zu der positiven und ermächtigenden, ein wenig auch heilenden Erfahrung des Gebärens.

Natürlich müssen außerklinische Geburten, wenn es notwendig ist, zur rechten Zeit abgebrochen werden. Es fällt allen Beteiligten dann oft nicht leicht, sich vom eigentlich Ersehnten zu verabschieden.

Die Kunst ist hier, die Tatsachen klar zu benennen und konsequent zu handeln. Als Gutachter weiß ich, dass sich dies in der Umsetzung als schwierig erweist. Zu oft wollen sich alle die Klinik ersparen. Da wird die Kommunikation dann entweder gemieden, verklausuliert oder bewusst oder unbewusst missverstanden oder überhört. **Ich kann dir für solche Situationen nur raten, die Hebamme schon im Vorfeld zu bitten, nicht mit einer Verlegung in die Klinik zu drohen, sondern sie zu gegebener Zeit als unumgänglich zu definieren.** Klar, transparent, authentisch, empathisch – dieser Kommunikationsstil gilt für jeden Geburtsort.

Jetzt wirst du dich nicht ganz zu Unrecht fragen, ob es denn nicht umgekehrt auch manchmal sinnvoll wäre, Frauen aus einer Klinik wieder nach Hause zu schicken.

Diesen Gedanken hatte ich schon immer. Es kommt natürlich vor, dass sich Frauen durch den Klinikbetrieb unerwartet gestresst fühlen. Sie laufen dadurch große Gefahr, am Ende doch einen Kaiserschnitt zu erleben. Wie toll wäre es, sie mit einer Hebamme in ein Geburtshaus oder nach Hause zu schicken – immer vorausgesetzt alle Bedingungen für eine sichere Geburt am anderen Ort wären erfüllt.

»Papa, warum bin ich denn in einem Krankenhaus geboren? War ich denn krank?«, fragte mich eine meiner Töchter, als sie vier Jahre alt war. In dieser Frage steckt so viel kindliche Weisheit. Warum geht man für einen normalen, mit Sexualität verbundenen Vorgang an einen öffentlichen Ort – und noch dazu ein Krankenhaus? Eigentlich ist dies für Intimität und Privatheit, aber auch für die Förderung des natürlichen Ablaufs der denkbar schlechteste Ort.

Aber warum wird er von fast allen aufgesucht? Zum einen hat die Medikalisierung und Risikoorientierung in der Geburtshilfe dem klinischen Setting den Weg geebnet. Zum anderen führt die damit verbundene Verunsicherung zwangsläufig zu der Vorstellung, es nicht allein zu schaffen.

Frauen kommen heute viel zu früh in den Kreißsaal und erfahren dort durchschnittlich bis zu acht Interventionen, die oft kaskadenartig aufeinander aufbauen. Die Maxime »schmerzfrei, sicher, schnell« ist nur in der Klinik garantiert, hat aber mit der Geburt als Prinzip fast nichts mehr zu tun.

Auch mit der Wellness-Atmosphäre moderner Kreißsäle lässt sich die klinische Ambition des Projektes Geburt nicht übertünchen. Im Gegenteil. Entscheidend ist eben nicht der Raum, sondern das, was darin geschieht.

Wichtig für dich ist zu wissen, dass Klinik nicht Klinik ist. Zum einen gibt es verschiedene Versorgungsstufen, die von der einfachen Geburtsklinik (Stufe vier) bis zum oft universitären Perinatalzentrum (Stufe eins) reichen. Je mehr Risiken du mitbringst, desto besser ist die Versorgung in einem höhergeordneten Zentrum. Dafür gibt es auch Leit- und Richtlinien. Aus meiner Sicht sind diese nicht immer schlüssig und die oft unbegründete Vorstellung, nur dort gebären zu wollen, wo ein Kinderarzt rund um die Uhr vor Ort ist, führt auch dazu, dass Gebärende ohne Risiken völlig unnötig Personal und Strukturen binden. Ich habe lange Zeit eine solche Klinik geleitet. Wenn – was selten vorkam – doch ein Kinderarzt benötigt wurde, haben wir sachkundig die Neugeborenen bis zu seinem Eintreffen versorgt, ohne nachweisliche Nachteile. Ein Stufe-eins-Zentrum solltest du also nur aufsuchen, wenn du entsprechende Risiken hast oder dieses Zentrum eine gute Geburtshilfe anbietet.

Interessanterweise heißt mehr Risiko nicht zwangsläufig mehr Interventionen. Denn dort, wo rund um die Uhr ausschließlich erfahrene Geburtshelfer zur Verfügung stehen, findet sich die gebündelte Erfahrung und Gelassenheit für eine »Geburtshilfe mit den Händen in der Hosentasche«. Hände, die nur im echten Notfall geschickt und einfühlsam handeln.

Du darfst dir also gut überlegen, in welcher Klinik du dich anmeldest. Dabei solltest du keine Wege scheuen. Die lohnen sich grundsätzlich. (Eine Geburt im Auto musst du übrigens nicht fürchten. Sie ist erstaunlich sicher. Meine einzige Empfehlung: Immer ein Handtuch und eine Decke dabeihaben. Den Rest regelt die Natur!)

Zunächst kannst du natürlich die Webseiten der Kliniken studieren und dich schlau machen. »Klinikbewertungen« beinhalten nicht immer glaubhafte Rückmeldungen, sie können dir aber einen ersten Eindruck vermitteln. Natürlich werden dir auch Bekannte und Freunde Tipps geben. Und dein/deine Frauenärzt*in und Hebamme hat auch eine Idee. Bei Mother Hood e. V. kannst du über eine interaktive Karte die Kaiserschnittraten der Klinken erfahren. Wenn trotz Früh- und Problemgeburten ein Zentrum eine vergleichsweise niedrige Kaiserschnittrate hat, spricht diese zumindest für die Qualität der Geburtshelfer. Ob du dort auch gut betreut wirst, bleibt offen. Und natürlich ist die Kaiserschnittrate nur ein Kriterium – auch nach anderen Interventionen wie Dammschnitt, Einleitungen und vaginal-operativen Geburten könntest du fragen.

DER INFORMATIONSABEND DER KLINIK: DEINE CHANCE AUF ANTWORTEN!

Für dich ist der Informationsabend der Klinik das Instrument, über das du den besten Eindruck gewinnen kannst. Obwohl der Infoabend eine reine Werbeveranstaltung ist, kannst du schon an seiner Gestaltung ausmachen, wie wichtig die Geburtshilfe und ihre Qualität in der betreffenden Klinik genommen wird.

Das Potenzial eines Infoabends wird meist unterschätzt. Nicht selten kommt es vor, dass der jüngste Assistent mit diesem undankbaren Job betraut wird – das ist aus meiner Sicht respektlos. Achte darauf, ob auch Hebammen und Wochenbettschwestern, vielleicht sogar Narkoseärzte und Kinderärzte beteiligt sind. Je mehr personeller Aufwand betrieben wird, desto mehr Bedeutung räumt die Klinik dieser Veranstaltung ein. Lass dich nicht von Werbegeschenken und Bewirtung verleiten. Das spricht mehr für die Geschäftstüchtigkeit der Klinik als für die Qualität der Geburtshilfe. Wichtig finde ich, dass der Infoabend regelmäßig auch am Wochenende angeboten wird. **Kreißsaalführungen sehe ich eher skeptisch, da sie Frauen unter der Geburt unnötig ablenken und belasten.** Im Rahmen der Anmeldung, über Videos auf den Websites oder bei einem telefonisch vereinbarten Besuch bei leerem Kreißsaal kannst du dir dann trotzdem, wenn gewünscht, ein Bild von den Räumlichkeiten machen.

Höre dem Einführungsvortrag aufmerksam zu und mach dir Notizen – idealerweise hast du deine*n Partner*in dabei. Vier Augen und Ohren bekommen mehr mit als zwei. Achte darauf, dass beim Vortrag nicht nur Stärken betont werden, sondern auch auf mögliche Schwächen verwiesen wird. Insgesamt muss sich schon hier bei dir das Gefühl einstellen, dass du es mit ehrlichen Maklern zu tun hast.

Die anschließende Fragerunde ist deine Chance, die Klinik abzuklopfen. Im folgenden Kasten findest du einen Fragenkatalog, den ihr abarbeiten könnt, bis auch die letzte Frage für euch verständlich und glaubhaft beantwortet wurde.

Bei den von mir durchgeführten Infoabenden habe ich immer erst die Männer gefragt, nach welchen Kriterien ihre Frauen die Klinikwahl treffen. Auf Platz eins standen alle Themen rund um die Betreuung! Ob du mit einer richtig guten Betreuung rechnen kannst, ist natürlich nie gewiss, aber der Frage, ob der Rahmen dafür stimmt, kannst du gezielt nachgehen. Am Ende zählt auch euer Bauchgefühl für die richtige Entscheidung.

FRAGEN FÜR DEN INFOABEND IN DER KLINIK

1. Erfolgt die Anmeldung zur Geburt in einer Hebammensprechstunde, einer ärztlichen Sprechstunde oder beidem?
2. Werden bei der Anmeldung auch psychologische Aspekte berücksichtigt (werden Fragen nach Trauma- und Gewalterfahrung, Triggern, psychischen Vorbelastungen, Ängsten, gewünschtem Betreuungsstil gestellt?)
3. Wird mein Geburtsplan durchgesprochen?
4. Ist die Geburtshilfe eher hebammen- oder arztgeleitet?
5. Wie sind die Personalschlüssel? Sind alle Stellen besetzt?
6. Gibt es eine Eins-zu-eins-Betreuung?
7. Ist ein Hebammenwechsel möglich?
8. Darf ich meine Doula oder eine Beleghebamme mitbringen?
9. Gibt es Hebammenstudent*innen?

10. Kann ich Hypnoseverfahren anwenden?
11. Welche Fachärzt*innen sind wie schnell vor Ort (Geburtshelfer, Anästhesistin, Kinderarzt)?
12. Wer legt eine PDA an, und wie schnell kann diese durchgeführt werden?
13. Wann und unter welchen Umständen wird die Aufnahme weiterer Gebärender gestoppt? Das ist die Frage nach der Überbelegung.
14. Gibt es Ausschlusskriterien zur Aufnahme, und wann muss ich ggf. verlegt werden (drohende Frühgeburt, Diabetes)?
15. Ich plane eine außerklinische Geburt – kann ich bei Komplikationen aufgenommen werden?
16. Werden Wassergeburten angeboten, und wie viel Prozent der Geburten finden im Wasser statt?
17. Wann und warum werden Geburten eingeleitet? Ab welchem Tag der Terminüberschreitung?
18. Wie hoch sind die Eingriffsraten in Prozent (Kaiserschnitt, Saugglocke, Dammschnitt)?
19. Wird Fundusdruck praktiziert? (Mehr dazu im Kapitel »Dammschnitt, Saugglocke, Fundusdruck«.)
20. Kann ich bei Ihnen auch nach mehreren Kaiserschnitten physiologisch entbinden?
21. Wird bei Beckenendlage eine äußere Wendung angeboten?
22. Gibt es physiologische Beckenendlagengeburten und falls ja, wie viele im Jahr?
23. Ist immer ein Kinderarzt bei der Geburt zugegen?
24. Wie läuft das Bonding im Kreißsaal und bei einem Kaiserschnitt ab?
25. Wird das Baby bei Problemen in meiner Nähe oder andernorts versorgt?

26. Gibt es Familienzimmer, und falls ja, was kosten sie?
27. Ist das Krankenhaus babyfreundlich zertifiziert?
28. Gibt es geschulte Stillberater*innen?
29. Wird eine Nachbesprechung der Geburt angeboten?
30. Werde ich zu meinem eigenen Geburtserleben und den vorherigen Geburten meiner Kinder befragt?
31. Kann ich ambulant entbinden?

8. DIE VIER GRÖSSTEN HERAUSFORDERUNGEN DER GEBURT – UND WIE DU SIE GUT MEISTERST

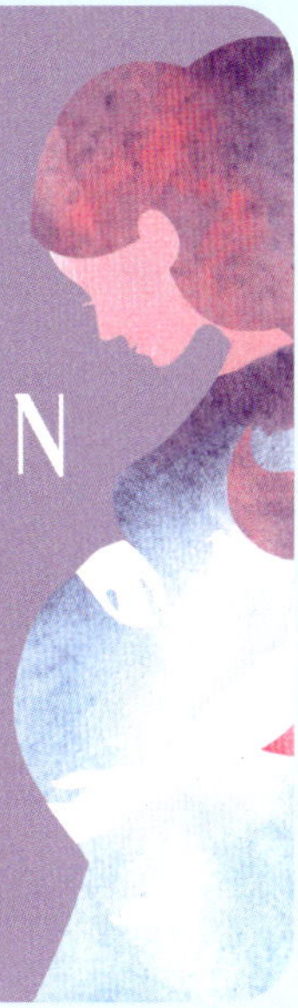

Die Herausforderungen der Geburt sind nichts anderes als die Herausforderungen, mit denen uns Kinder ein Leben lang konfrontieren. Wir haben ständig Angst um sie, Kinder sind anstrengend, schaffen angespannte Stimmungen und fordern uns Tag und Nacht bis zur tiefen Erschöpfung – und das ein Leben lang. Ein echtes Wunder, dass die Natur uns dafür ausstattet und die Übungsplattform der Geburt bereithält. Könnten wir den Herausforderungen der Geburt einen tieferen Sinn abringen, würden wir uns zuversichtlicher auf sie einlassen. Dann würden wir diese Erfahrung leichter als lebenslange Ressource nutzen können. Dies ist für mich ein wichtiges Plädoyer dafür, sich auch bei Ängsten wenigstens *auf den Weg* zur Geburt zu machen und nicht schon im Vorfeld ohne triftigen Grund einen Kaiserschnitt zu planen. Sieh hier gern im Weg das Ziel. Und möge er auch noch so kurz sein, bevor ihr die Richtung wechselt: Lehrreich ist er allemal. Daher schauen wir uns die größten Herausforderungen im Folgenden noch einmal genauer an.

NUMMER 1: DIE ANGST

Angst rund um die Geburt ist ein weitverbreitetes, vielfältiges Phänomen und ein Gefühl, das, wie alle anderen auch, erst einmal sinnvoll ist. Sie hat eine schützende Funktion und kann ein guter Berater sein. Sie kann Schlimmeres verhindern, für einen geordneten Rückzug sorgen oder für ein gezieltes, beherztes Angehen.

Hallo Angst, herzlich willkommen, nimm Platz an meiner Seite. Darf ich dir deinen Bruder, den Mut, vorstellen? Du solltest wissen, dass Mut und Angst immer miteinander im Gespräch sind, sonst könnte die Menschheit gar nicht überleben. Das wäre die salutogene, gesunde Seite der Angst. Ich nenne sie nicht mehr Angst, sondern lieber Respekt.

So natürlich Geburten sind, es bleibt immer ein Überraschungsmoment. Da kann sich ein hochpathologischer Verlauf plötzlich in Luft auflösen und eine Traumgeburt in ein kritisches Notfallszenario verwandeln. Wichtig ist, dass ich weder das eine noch das andere erwarte, sondern mich flexibel, respektvoll und achtsam bewege. Respekt ist keineswegs der Gegenspieler von Zuversicht und Vertrauen. Respekt ist das Zulassen, dass es vielleicht Herausforderungen geben kann, deren Bewältigung aber möglich erscheint. **Geburt kann Schmerz, Anspannung und Anstrengung bedeuten, aber du musst all dies nicht erwarten, sondern nimmst es erst wahr und gehst darauf ein, wenn es wirklich da ist!** Das wünsche ich mir daher für dich: Dass du keine Angst vor der Geburt hast, aber Respekt, wenn sie beginnt.

Was aber, wenn du die Welt nicht so sehen kannst, sondern von den Ängsten immer wieder eingeholt wirst? Ja, dann ist Angst nicht mehr der freundliche Berater, den du mit Mut und Zuversicht in seine Schranken verweist. Deine Ängste sind dann zum

Bestimmer geworden. Dein Verstand sagt dir zwar, dass es unwahrscheinlich ist, dass das Ängstigende eintritt und es ja meist eine Lösung dafür gibt. Aber die Angst meldet immer wieder, dass die Gefahr eigentlich schon eingetreten sei. Du leidest an einer Erwartungsangst, glaubst auch Hinweise dafür zu finden. Vielleicht schaffst du es immer wieder, dich zu beruhigen, verbunden mit der Angst vor der nächsten Angstattacke? Du entwickelst Angst vor der Angst. Und schon sitzt du in der Falle – aber ich hol dich raus.

Halte dir vor Augen, dass es nicht ausgeschlossen ist, dass das, was du befürchtest, tatsächlich eintritt. **Erstaunlich ist aber, dass wenn das angstumrankte Ereignis eintritt, die Angst oft völlig verfliegt.** Michael Endes Kinderbuchfigur Jim Knopf begegnet bei seiner Reise Herrn Tukur, einem Scheinriesen. Er ist die Personifizierung aller Ängste der Menschheit und bewegt sich riesenhaft und furchteinflößend am Horizont. Er ist ein einsamer Mensch. Ein Phantom. Keiner will ihn sich näher angucken, um zu erfahren, wer er wirklich ist. Doch aus der Nähe betrachtet, ist er ganz anders – weil er beim Näherkommen schrumpft.

Ähnlich siehst du die Angst riesenhaft und bedrohlich am Horizont deiner Geburt. Und kaum setzt die Geburt ein, steht sie oft nur noch unsichtbar, meist jedoch viel kleiner geschrumpft an deiner Seite. Jetzt kannst du gemeinsam mit deiner Hebamme, den Begleitenden, manchmal auch den Ärzt*innen, Strategien hochfahren und konkrete Maßnahmen treffen, die dir helfen, die Geburt gut zu bewältigen. Und schon fungiert Angst wieder als guter Begleiter und Berater für alle – in ihre Schranken verwiesen und gut behütet von Zuversicht und Unterstützung.

Geburt kann also zeigen, dass eine vermutete Hürde gar nicht da ist, plötzlich überwindbar wird oder sich vielleicht wenigstens ein bisschen verschoben hat.

Du kannst daher getrost sagen: Hallo Angst, komm näher, ich fürchte dich nicht. Sag, was du zu sagen hast – ich hör dir zu, aber ich folge dir nur, wenn ich es gutheiße, nicht du.

Manchmal geht diese Strategie nicht auf, und die Angst bleibt der Bestimmer. In solchen Fällen habe ich gute Erfahrung mit Medikamenten gemacht. Manchmal braucht es neben der liebevollen Betreuung auch noch ein wenig Chemie, die das Angstzentrum vorübergehend ausschaltet. Besprich das am besten mit deiner behandelnden Ärztin.

NUMMER 2: DER SCHMERZ

Jede sechste Frau spricht nicht von Schmerzen unter der Geburt! Das ist erst mal eine wichtige und für viele völlig neue Botschaft. Eine Geburt muss also nicht zwangsläufig schmerzhaft sein – ein Kaiserschnitt ist es übrigens zwangsläufig immer!

Auch auf den (für mich, ich sagte es schon, unseligen) Begriff Wehe dürfen wir einen neuen Blick werfen – ist er doch von Kindheit an fest mit einer Drohung oder der Vorstellung von »Weh und Ach« verknüpft. Bei der Geburt gehen Wellen über den Uterus, die Dehnung und Öffnung bewirken. Das sind erst einmal neutrale Bilder. Von welchen Gefühlen das begleitet wird, ist dein ganz eigenes Thema. Es hängt davon ab, wie du sensibilisiert bist oder wirst. Und welche inneren Vorstellungen du mit den Abläufen verknüpfst.

Was du schon vor und dann während der Geburt tun kannst: dich ganz gezielt mental von den alten Narrativen zu verabschieden. Entwickle und verinnerliche neue Begriffe oder gib den alten eine neue Bedeutung.

Für dich könnte das heißen: Löse den Begriff Wehe von seinen alten Verknüpfungen und finde über die Vorstellung, dass da etwas weht – leicht in der Latenzphase und stürmisch in der Austrittsphase –, einen ganz anderen, im besten Fall schmerzreduzierten oder gar schmerzbefreiten Zugang zur Geburt.

WELLE STATT WEHE!

Wenn du neue Begriffe einführst, stellen sich andere Bilder ein. Sprichst du nicht von *Wehe*, sondern stattdessen von *Welle*, wirst du zur Wellenreiterin, die selbstbestimmt die Welle reitet und nicht von ihr erfasst oder weggerissen wird. Unabhängig von deiner Erwartung, die dein Schmerzempfinden beeinflusst, sollst du aber auch wissen, dass du bei der natürlichen Geburt in Hormonen gebadet wirst, darunter auch körpereigene Opiate, die sogenannten Endorphine, ohne die auch sportliche Höchstleistungen nicht zu bewältigen wären.

Ein weiterer Mythos zum Schmerz geistert herum und stellt die Behauptung auf, dass eine schnelle Geburt am Ende viel schmerzärmer ist. Völlig falsch!

Eine Sturzgeburt kann das schlimmste Schmerzerlebnis einer Frau werden. Warum ist das so? Erleben und Erinnerung von Schmerz ist stark mit dem Empfinden ganz am Ende der Geburt verknüpft. Es kann also sein, dass eine langwierige Geburt zwar erschöpft, aufgrund geringer Schmerzspitzen (Peaks) in ihrem Verlauf und am Ende des Gebärens gar nicht so schmerzlich erinnert wird. Auch hier kann ich dir also nur wünschen, dass du dich in der guten Mitte bewegst. Schmerz ist also nicht mit seiner Dauer verknüpft, sondern mit der Intensität.

Du kannst sicher sein, dass es für deine Schmerzen eine Antwort gibt, du bist ihnen nicht ausgeliefert. Mit manchen Formen von Schmerz kommst du vielleicht mit Techniken wie Hypnose gut zurecht. Vielleicht aber gehörst du zu den Gebärenden, die schreckliche Schmerzen empfinden. Dann verspürst du nicht mehr nur eine Dehnung, sondern ein richtiges Zerreißen. Das beste und auch wissenschaftlich belegte Schmerzmittel ist die feinfühlige, kontinuierliche Betreuung durch Hebamme und Begleiter*innen. **Wenn du dich an die Hand oder in den Arm genommen fühlst, lässt, wie in vielen anderen Lebenssituationen, der Schmerz nach, egal, was ihn auslöst.**

Fast ebenso hilfreich bei Schmerz ist Bewegung, Bewegung, Bewegung. Denk immer daran, dass auch das Becken Dehnungsfugen hat und selbst der kindliche Kopf Anpassungskompetenz zeigt. All dies wird durch Bewegung meist begünstigt. Bewegung sorgt dafür, dass nicht immer auf die gleiche schmerzhafte Stelle »gedrückt« wird. Bewegung verbessert die Durchblutung (das wirkt schmerzstillend!) und lenkt vor allem ab.

Obwohl du »Bauchschmerzen« hast, solltest du verstehen, dass der Schmerz bei der Geburt mehr mit den Nerven, Knochen und der Muskulatur (Gebärmutter/ Beckenboden) zusammenhängt, und nicht mit deinen inneren Organen. Denken wir also orthopädisch! Und da ist fast ohne Ausnahme Bewegung die Therapie der Wahl.

Deine Hebamme will dich also nicht quälen, wenn sie dich um Bewegung bittet. **Wie du dich bewegst, das sagt die Hebamme oder dein Bauchgefühl – laufe, schreite, tanze, kreise – alles tut gut, alles hilft bei Schmerzen.**

Leider muss ich an dieser Stelle auch erwähnen, dass du aufgrund von (zum Teil unsinnigen) Vorgaben in manchen Kliniken immer wieder zum Liegen gezwungen wirst. In seltenen Fällen ergibt die Einnahme bestimmter Positionen Sinn. Dafür bedarf es aber einer speziellen Begründung. Herztöne können auch unter Bewegung immer sicher abgeleitet oder abgehört werden. Lass dich nicht davon abhalten, die von dir bevorzugte Position einzunehmen. Das ist dein Recht und darauf hast du Anspruch.

Zur Bewegung gehört übrigens auch die Bewegung oder Erstarrung in deinem Beckenboden. Je schwingungsfähiger er ist, desto weniger unkontrollierte Anspannung wird sich dort vorfinden – Anspannung, die direkt und indirekt Schmerzen verursachen kann. Beckenbodenarbeit, wenn vorher geübt, ist eine Möglichkeit, den Schmerz und die gesamte Geburt zu regulieren: Wehenschwäche, Geburtsstillstand und Fehleinstellungen des Köpfchens treten dann weniger wahrscheinlich auf.

Neben Bewegung gibt es noch ein weiteres Naturmittel mit einer hervorragenden schmerzstillenden Wirkung: warmes Wasser. Auch wenn du keine Wasserratte bist, probiere das Entspannungsbad aus oder liebäugle bitte gleich mit der Gebärwanne. Was für ein geschützter Ort. Keiner kann an dich ran. Das Wasser umhüllt und schützt dich, genauso wie es das Fruchtwasser mit deinem Baby macht. **Wassergeburten verlaufen schneller, schmerzärmer und verletzungsfreier und sind genauso sicher.** Babys können nicht ertrinken. Ich könnte gut verstehen, wenn jede Frau ins Wasser wollte. Die meisten könnten es. Ich hoffe, auch du, denn es gibt nur wenige Ausschlusskriterien. Dazu gehören eine Erkrankung der Mutter an HIV oder Hepatitis. Eine Geburt im Wasser ist ausschließlich ab der 37. Schwangerschaftswoche möglich.

Auch Anspannung oder Erschöpfung können hinter deinem Schmerz stecken – es lohnt sich, im Verlauf der Schwangerschaft Mittel dagegen zu finden. Sehr hilfreich und nebenwirkungsarm sind etwa Akupunktur oder TENS-Geräte, bei denen durch die Haut hindurch Nerven stimuliert werden, was Schmerzen stillt.

Auch krampflösende und schwache Schmerzmittel aller Art stehen dann auf dem Programm.

Am Ende des Schmerzspektrums warten die Opiate in unterschiedlicher Stärke. Sie sind durchaus wirkungsvoll, aber auch von Nebenwirkungen begleitet, über die du dich genau aufklären lassen solltest (Übelkeit, Kontrollverlust, Schläfrigkeit). Was wann zum Einsatz kommt, hängt auch vom Geburtsort und den Geburtshelfern ab. Dort erfährst du mehr.

An manchen Kliniken wird gerne Lachgas eingesetzt. In der Anästhesie und von Klimaschützern verpönt, hat sich Lachgas auch als Partydroge entpuppt. Im Gebärzimmer sehe ich den Einsatz kritisch. Die Wirkungen auf das Kind sind zudem noch nicht gänzlich erforscht. Lachgas hilft aber sicher als Überbrückung und kann dabei unterstützen, kleine Eingriffe schmerzfreier zu erleben.

Persönlich habe ich aber viel bessere Erfahrungen mit einer richtig durchgeführten PDA gemacht, sodass ich diese bevorzugen würde – auch wegen ihrer im besten Fall uneingeschränkten Wirkung.

PDA bedeutet Periduralanästhesie: Nach einer lokalen Betäubung positionieren Narkoseärzte oder Geburtshelfer durch die Zwischenräume deiner Lendenwirbelsäule einen dünnen Katheter vor den abgetrennten Bereich deiner in Flüssigkeit schwimmenden Spinalnerven (die für den Unterleib zuständig sind). Dann werden um diesen abgetrennten Bereich (peri = lat. drumherum) unterschiedliche Betäubungsmittel, aber auch Opiate über den Katheter appliziert und entfalten dort ihre Wirkung. Das dauert etwa 20 Minuten. Die Schmerzfreiheit hält für circa zwei Stunden an. Dann kann aber dank des am Rücken verklebten Katheters Schmerzmittel nachgespritzt werden. Mitunter kannst du das dank einer Pumpe selbst steuern.

Jetzt fragst du vermutlich nach gefährlichen Nebenwirkungen. In der Tat wirst du seitenweise aufgeklärt. Dazu kann ich dir mitgeben: Eine dauerhafte Nervenlähmung – direkt oder indirekt – habe ich in meinen 40 Jahren als Geburtshelfer nie gesehen.

Was es aber gibt, sind unbeabsichtigte Verletzungen der Trennschicht zu den Nerven mit unerwünschtem Verlust von Flüssigkeit (Liquor), was in der Folge Kopfschmerzen mit Behandlungsnotwendigkeit nach sich zieht. Das ist sicher nicht schön, steht aber in einem günstigen Verhältnis zu den Vorteilen einer richtig gesteuerten PDA.

Eine PDA erlaubt weiter gute Beweglichkeit, löst aber mitunter auch eine Wehenschwäche aus, was aus meiner Sicht zumindest für einen gewissen Zeitraum sogar erwünscht ist. In meiner Klinik haben wir die PDA nicht nur gegen Schmerzen eingesetzt, sondern auch gegen Angst, Anspannung und Erschöpfung. Gerade zögerliche Geburten oder eine nicht optimale Einstellung des Köpfchens in das Becken können Grund und Folge einer Erschöpfung sein oder ihre Ursache in einem allzu angespannten Beckenboden haben – ein Phänomen, das auch psychologische Hintergründe haben kann.

Eine PDA so einzusetzen, eröffnet ungeahnten Spielraum. Wichtig dafür ist das richtige Management. In den meisten Kliniken wird das Pulver schnell verschossen und wegen der drohenden Wehenschwäche und des Wunschs nach schneller Beendigung unmittelbar ein Wehentropf (mit Oxytocin) verabreicht. Ein Kardinalfehler!

Egal, warum eine PDA zum Einsatz kommt, es wird erst einmal Pause gemacht. Schmerz- und dann auch oft angstbefreit fühlt sich für dich alles wieder kontrollierbarer und entspannter an. Wie wundervoll! Jetzt kann das ganze gestresste System erst einmal runterfahren. Alle erholen sich – Mutter, Vater, Hebamme, Kind, Plazenta, Gebärmutter, Körper. Wie bei einer Mount-Everest-Besteigung hast du ein Zwischenlager erreicht, in dem sich alle stärken und ausruhen können, du mindestens eine Stunde.

Jetzt werden viele Geburtshelfer sagen, dass wir dann Zeit verlieren, und zwar mindestens eine Stunde. Im Gegenteil. Wir gewinnen sie! Wie nach einem Mittagsschlaf steigen oft alle wie Phoenix aus der Asche und machen sich regeneriert und erholt auf den Weg. Die Gebärmutter wellt wieder kräftiger und effektvoller Richtung Geburt, Schmerz ist meist gar nicht mehr das große Thema und dein aufgetankter Körper macht die Geburt wieder besser mit. Dein Kind und alle Beteiligten natürlich auch.

Sollte es nicht so laufen, kann die PDA natürlich bei nachlassender Wirkung erneuert werden. Dann können immer noch der Einsatz von Wehenmitteln oder andere sinnvolle Maßnahmen (Öffnen der Fruchtblase) diskutiert werden.

Eine PDA kann immer zum Einsatz kommen, außer die Geburtshelfer sehen das Köpfchen zwischen deinen Vulvalippen. In der Latenzphase (die Zeit bis zu einer Muttermundseröffnung von vier bis sechs Zentimetern) wird bei einer PDA auf das Opiat verzichtet. Auch ohne Opiat reicht die Wirkung meistens aus und man kann länger mit dieser Form der Schmerzerleichterung arbeiten. Sobald Opiate eingesetzt werden, erfährt die PDA eine zeitliche Limitierung, da diese nicht unbegrenzt eingesetzt werden können.

Auch bei einer verzögerten Austrittsphase kam in unserer Klinik die PDA immer wieder erfolgreich zum Einsatz. Der Einsatz der PDA verlängert Geburten mitunter. Allerdings gehen sie in der Regel dann auch mit weniger Erschöpfung einher und finden gerade deshalb oft ein gutes, selbstbestimmtes und »natürliches« Ende. Nicht zuletzt, weil die so gestärkten Frauen fast immer bereit waren, diese Stärke wieder zum Einsatz zu bringen und die dann hochproduktiven und spürbar zielführenden Schmerzen in Kauf zu nehmen.

Unser PDA-Regime führte nachweislich zu einer Verminderung anderweitiger Interventionen. PDA ist ein Mittel der Selbstbestimmung rund um den Schmerz. Für mich braucht die interventionsarme Geburt mitunter die PDA – sie ist mein Geburtsfreund geworden, wobei ganz klar ist, dass auch die PDA einen guten und mit Bedacht durchgesprochenen Grund hat. Sie wird nie ein Allheilmittel sein, sondern eine gezielte und dann extrem hilfreiche Maßnahme zur Förderung der natürlichen Geburt.

WAS GEGEN SCHMERZEN HILFT

- Liebevolle, kontinuierliche Betreuung
- Bewegung: laufen, schreiten, tanzen, kreisen
- Warmes Wasser, z. B. in Form eines Entspannungsbads oder der Gebärwanne
- Akupunktur
- TENS-Geräte (Nervenstimulation durch die Haut)
- Chemische Schmerzmittel
- Opiate (Nebenwirkungen: Übelkeit, Kontrollverlust, Schläfrigkeit, deshalb nur für den Notfall)
- Lachgas (sollte aber nur kurz eingesetzt werden, die Wirkung auf das Kind ist nicht abschließend geklärt)
- PDA (hilft, wieder neue Kraft zu schöpfen)

NUMMER 3: ANSPANNUNG UND ERSCHÖPFUNG

Ja, eine Geburt kann sich anfühlen, als ob du einen hohen Berg erklimmst oder mindestens einen Halbmarathon läufst. Eine Geburt – egal wie sie verläuft, egal wie schnell oder langsam sie geschieht – fordert dich heraus, bringt dich je nach Fitness an deine Grenzen und weit darüber hinaus. **Geburt macht so oder so eine Grenzverschiebung in und mit dir. Eine, die dich wachsen lässt, weit über deine Erwartung. Eine Erfahrung, die dich ermächtigen und für das Leben unfassbar stark machen kann. Nichts wird dich danach mehr wirklich herausfordern können.** Du hast das Leben in allem erfahren. Es kann dir nichts mehr anhaben. All seine Fülle hast du begriffen und du hältst es am Ende in deinen Händen!

Eine heilende Geburtserfahrung

Eine Frau berichtete nach ihrer sehr langen und schmerzhaften Geburt:

»(…) in diesen harten Stunden, in denen ich aufgegeben hatte, habe ich möglicherweise meine eigene Geburt wiedererlebt beziehungsweise verarbeitet. Ich kam selbst per Kaiserschnitt auf die Welt und möglicherweise ist es (durch die unbewusste Erinnerung) schwerer, selbst zu gebären, wenn man selbst nie ›richtig‹ geboren wurde. Das Urvertrauen und die Sicherheit in den Prozess des Geborenwerdens kannte ich ja nicht in meinem Leben. Seit dieser Geburt habe ich eine völlig neue Beziehung zur Erde, zum Boden, zum wirklich ›Hiersein‹ entwickelt.

Seit ich meinen Sohn zwischen meinen Beinen herausgepresst habe, stehen meine Beine viel stabiler auf dem Boden und dies leitete den inneren Prozess des ›Geerdetseins‹ für mich ein.«

Darum beneidet dich jeder Mann, und wenn wir bei einer Geburt weinen, dann ist es auch die Traurigkeit, das nie vollbringen zu können, und die Demut, Frauen so stark zu erleben.

Falls du dich immer noch fragst, wie du das schaffen sollst, kann ich dir nur aus Erfahrung sagen: Du schaffst das, was du noch nie hinbekommen hast, weil du mental, emotional, hormonell, körperlich und energetisch extrem gut vorbereitet wirst, ohne dass du es mitbekommst. In dir arbeitet unbemerkt ein Fitnesstrainer, der an dir schraubt und werkelt und dein ganzes System für die Geburt vorbereitet. Natürlich kann dieser Trainer nicht immer Wunder vollbringen. Und natürlich braucht er deine Unterstützung – wir haben schon darüber gesprochen. Bei der Geburt brauchst du viel Flüssigkeit, Energie, Nahrung – so ähnlich wie Marathonläufer das im Verlauf ihrer Strecke zu sich nehmen. Das ist erlaubt und nötig. Manchmal brauchst du aber einfach nur eine Pause. Das geht beim Marathon nicht, da zählt die Zeit. Nicht aber bei der Geburt. Da spielt Zeit fast keine Rolle. Aber in jedem Fall gibt es am Ende einen ersten Platz! Sehr oft machst gar nicht du die Pause, sondern dein Körper gönnt sie dir. Die Wellen werden schwächer oder kommen ganz zur Ruhe, das Meer ist glatt, während dein Fitnesstrainer heimlich alles für die nächste Etappe fertig macht. Wundervoll! Man muss nur dran glauben und es erlauben. In durchgetakteten Kreißsälen ist das leider meist ein Unding.

Wenn dein Körper keine Pause einlegt, du aber eine brauchst, dann gönn sie dir. Lass den Wehentropf abstellen oder bitte darum, die nächste Einleitungsmaßnahme zu ver-

schieben. Frag nach einer PDA oder verlass, wenn möglich, einfach mal den Kreißsaal, um frische Luft und andere Gedanken zu tanken. Da sind der Fantasie keine Grenzen gesetzt.

Nur wenn du klarkommst mit Schmerz, Angst und Erschöpfung, bleibst du auch halbwegs entspannt. Und Entspannung, vor allem im Beckenboden, ist der Schlüssel für die Öffnung zur Geburt. Natürlich brauchst du auch den Druck durch die Gebärmutter, aber wenn diese gegen eine Mauer anarbeiten muss, sind Schmerz, Angst und Erschöpfung nicht fern. So hängt eben auch hier wieder alles zusammen und beeinflusst sich gegenseitig.

Darum ist es aus meiner Sicht auch so wichtig, dass du schon vorgeburtlich lernst, deinen Beckenboden möglichst gezielt anzusteuern und zu spüren, wann er angespannt und wann er »locker« ist. Wem es gelingt, dafür zu sorgen, dass sich der Beckenboden entspannt, der hat aus meiner Sicht einen echten Joker in der Hand. Ich hoffe, du kannst ihn für dich nutzen. Wenn nicht, dann denk daran, dass eine PDA helfen kann. Es ist keine Schande, sie ist einfach nur hilfreich und zielführend.

NUMMER 4: WENN DU NICHT MEHR KANNST …

… dann hilft Selbstcoaching! Wie Selbstcoaching funktioniert? So wie Selbsthypnose, Selbstbefriedigung, Selbstmitgefühl, Selbstbestimmung: Du machst es selbst!

Irgendwann während der Geburt wirst du an diese Schwelle treten, an der eine Stimme sagt: »Wozu das alles?« Das ist der Moment, in dem der Münchhausen in dir gefragt ist. Der Typ, dem es gelingt, sich selbst an den Haaren aus dem Sumpf zu ziehen.

Glaub mir, irgendwo in dir befindet sich noch eine Reservebatterie. Die ist evolutionsbiologisch eingebaut worden. Wir

müssen nur den Schalter dafür finden. Und den Grund, dies zu tun.

An dieser Stelle komme ich auf die Bergsteiger zurück: die Menschen, bei denen wir wahrscheinlich die besten Anleihen für ein Selbstcoaching nehmen können. Sie sind meist in Gruppen und doch immer wieder ganz allein unterwegs. Das Besondere bei den Bergsteigern ist, dass ihr Weg nicht immer direkt nach oben führt. Häufig müssen Zwischenlager eingerichtet werden. Es ist ein stetes Auf und Ab, Vor und Zurück. Manche Geburten laufen auch so ab.

Bergsteiger sind zudem extrem von den äußeren Bedingungen abhängig. Ohne halbwegs passables Wetter geht gar nichts. Da fallen dir und mir sicher auch einige Parallelen zur Geburt auf. Das Wetter spielt hier zwar kaum eine Rolle, aber die innere und äußere »Wetterlage« schon.

Es kann also durchaus sein, dass dem Bergsteiger irgendwann die Motivation fehlt. Er muss ja den Berg in der Regel nur für sich besteigen. Das ist bei dir ein bisschen anders. Dein Vorteil!

Wenn Bergsteiger schwächeln, dann blicken sie zurück. Sie schauen sich einen inneren Film an, in dem sie sich alles bisher Geleistete vor Augen führen. Am besten wirkt diese Leistungsschau an einem Aussichtspunkt, von dem man ins Tal, aber auch zum Gipfel blicken kann. Der Bergsteiger kann zwar Start und Ziel sehen, aber das Dazwischen ist für ihn genauso unvorhersehbar, unkontrollierbar, unplanbar wie deine Geburt. Auch du hast die Möglichkeit, stolz zurückzublicken, dich zu loben für all das, was du schon geschafft hast. Dieser kleine Film bringt oft ein wenig Licht in deinen Tunnel.

Dieses Vorgehen ist dann besonders wichtig, wenn du das Gefühl hast, schon viel für die Geburt gearbeitet, aber noch wenig erreicht zu haben. Dieses Gefühl stellt sich besonders bei Frauen ein, die eine lange Latenzphase haben. Wenn Bergsteiger einen

Achttausender erklimmen, sind sie bis zum Gipfelsturm in einer Latenzphase. Und jeder Bergsteiger weiß, dass er ohne diese Latenzphase das Ziel nicht erreichen kann. Mach dir also klar, dass jede Geburtsphase Teil des Spiels ist. Und jeder spielt sein eigenes Spiel!

Wenn nach 24 Stunden der Muttermund immer noch kaum geöffnet ist, dann mag das vorübergehend frustrierend sein. Und natürlich brauchst du in dieser Phase alle Unterstützung, um sie halbwegs gut zu überstehen. Aber betrachte diese lange Phase einfach als eine ganz wichtige deiner Geburt, die dich vielleicht unmerklich dem Ziel schon viel nähergebracht hat, als du sehen oder fühlen kannst. Wenn du wie ein Bergsteiger eine Aussichtsplattform hättest, würdest du vielleicht sehen, dass du in der Latenz schon die Hälfte deines Weges geschafft hast, weil in dieser Zeit die Grundlage für eine rasche Eröffnungs- und Austrittsphase geschaffen wurde.

Der Blick zurück lohnt sich also immer – er macht den Blick nach vorne oft erst möglich.

Einen weiteren Trick habe ich von Reinhold Messner gelernt. Ich nenne das die Kunst der Einteilung. Wenn uns das große Ziel im Moment nicht erreichbar erscheint, müssen wir uns kleinere Ziele setzen. Aus meiner Erinnerung formuliert Messner das ungefähr so: »Im Basislager guckst du zum Everest und träumst davon, am Gipfel zu stehen. Das kannst du dir zu Beginn auch noch gut vorstellen. Umgekehrt spielt der Gipfel auf den letzten Metern keine Rolle mehr. Es geht nur darum, das große Ziel des nächsten kleinen Schrittes zu erreichen.«

So läuft auch Gebären. Und so ist Geburt auch am besten machbar.

BLEIBE BEIM MACHBAREN

Selbstcoaching sieht so aus: Nimm dir immer nur das gerade eben noch Vorstellbare vor. So überforderst du dich nicht am laufenden Band und bleibst in der Spur des Machbaren.
Die meisten Bergsteiger haben bei großen Touren einen Bergführer an ihrer Seite. Und Bergsteiger setzen eine Vielzahl von Hilfsmitteln ein, jeder in dem Maß, wie er es braucht. Alles ist erlaubt, hilfreich, zielführend. Auch du wählst aus, selbstbestimmt und so, wie es für dich passt oder nötig ist.

Du hast vielleicht aus meinen Zeilen herausgelesen, dass es günstig ist, wenn du noch eine weitere Eigenschaft im Gepäck hast: die Geduld. Ich weiß, das ist ein antiquiertes, absolut nicht zeitgemäßes Wort. Die Geduld ist ein wenig die Schwester der Hingabe. Über sie als wichtige Wegbegleiterin zur natürlichen Geburt haben wir schon gesprochen. Geduld brauchst du für die unbestimmte Dauer der Geburt. Kinder fragen auf Autofahrten immer: »Wann sind wir endlich da?« Sie hören von mir immer stereotyp: »Wenn wir da sind!«

Das würde ich dir bei deiner Geburt auch zurufen. Oft wurde ich von Frauen bei der Geburt gefragt: »Herr Lütje, Sie sind doch so erfahren. Sie wissen doch bestimmt, wie lange es bei mir noch dauert?« Meine Standardantwort war immer: »Wenn ich morgens um 8.00 Uhr das Köpfchen sehe, wie es die Vulva ein wenig aufdehnt, dann glaube ich zumindest den Geburtstag des Kindes zu kennen.« So frustrierend eine solche Antwort sein kann, sie ist die Wahrheit. Und sie schafft die Grundlage dafür, sich wieder auf den Moment, die Bewältigung der nächsten Welle zu konzentrieren, denn es ist diese Welle, die dich ein Stück näher zur Geburt führt, egal wann diese am Ende sein wird.

Für deine Geduld gibt dir die Natur etwas Wundervolles an die Hand: **Deine Zeitwahrnehmung und dein Zeitempfinden werden hormonell gesteuert. Dein Erinnerungsvermögen übrigens auch.** So werden Echtzeitphasen entweder ganz kurz oder manchmal auch lang erlebt. Fast ist es so, als ob das Gehirn dir hilft, Erlebtes auszulöschen oder intensiv zu erinnern. Nicht selten verblasst alles intensiv Wahrgenommene nach der Geburt. Das ist ein Trick, damit du dir die Geburt eines weiteren Kindes irgendwann wieder vorstellen kannst (unter der Geburt erscheint dir dieser Gedanke absurd). Also lass dich auch hier auf den natürlichen Beistand ein. Er hilft dir, geduldig zu bleiben und die Idee einer großen Familie nicht schon nach der Geburt des ersten Kindes zu verwerfen.

9.
WENN ES NICHT ANDERS GEHT

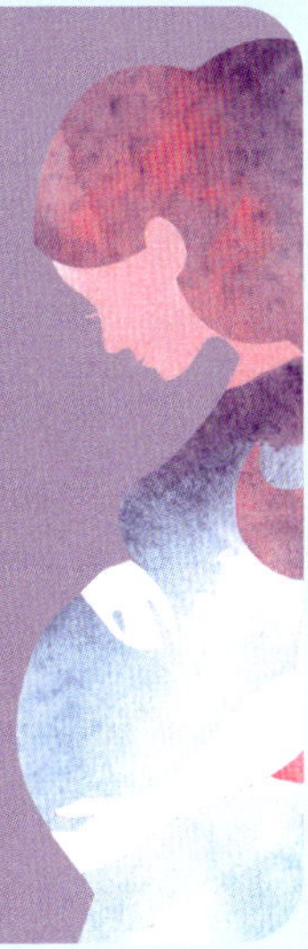

Es gibt Situationen, da geht es nicht ohne Intervention. Doch auch diese Momente können so gestaltet werden, dass am Ende die Freude über die Ankunft des neuen Erdenbürgers überwiegt und die Beziehungsaufnahme nicht von der Art der Geburt überschattet wird.

KAISERSCHNITT – DER NOTAUSSTIEG

An vielen Orten der Welt gilt der Kaiserschnitt inzwischen als eine völlig gleichwertige, alternative Gebärform. Aus einer Notfallmaßnahme wurde ein Geburtsmodus – mit Vor- und Nachteilen.

Es gibt sogar Geburtsmediziner, die den Kaiserschnitt als einen Evolutionssprung betrachten. Ihre Argumente: Für Gebärende, die immer später und häufig nur ein Kind bekommen, sei das Modell Geburt nicht ausgelegt. Risiken und Störungen würden sich mehren und physiologische Geburten gebe es sowieso nicht mehr. Der Körper der Menschen stünde mit zunehmend unbegrenzten medizinischen Möglichkeiten ohnehin zur Disposition. Und dem Kind wäre es am Ende völlig egal, ob es durch den Bauch oder die Vagina geboren wird.

Wer dieses Mindset hat, hat eine Theorie, aber keinerlei Beweis. Und leider haben wir Befürworter der vaginalen Geburt auch keinerlei Beweise für den Sinn des Gebärens. Da es lange keine Alternative gab, musste man sich dazu auch nie Gedanken machen.

Wenn du alle Vor- und Nachteile der jeweiligen Gebärform auflistest, wirst du dich je nach Mindset entsprechend orientieren. Du musst aber bedenken, dass wir von den langfristigen Vor- und Nachteilen der Gebärformen gar nichts wissen. Um eine Vorstellung davon zu bekommen, müssten wir über einen Zeitraum von mindestens 50 Jahren verschiedene Populationen mit völlig unterschiedlichen Kaiserschnittraten untersuchen. Daran hat meines Wissens im Moment niemand Interesse.

Wir müssen das Thema also anders aufrollen. Ich fange mal ganz einfach an:

Du kennst den banalen Spruch: »Was nicht benutzt wird, verkümmert.« Wenn Geburt zunehmend terminiert am anderen Ort (Bauch) stattfindet, wird das eigentliche System »Geburt«, welches im Becken liegt, nicht mehr genutzt. Es wird daher auch zurückgebildet – es verkümmert. Was würde mit dem umfangreichen Gebärsystem der Natur, an dem nicht nur Gebärorgane, sondern auch ein komplexes Hormonsystem hängt, passieren?

Schon jetzt fehlt der evolutionsbiologische »Druck«, den Gebärkanal weit zu halten, weil große Kinder immer großzügiger mit Kaiserschnitt geboren werden. Entsprechend steigt das Geburtsgewicht – es stellt mit der Option Kaiserschnitt keinen lebensbegrenzenden Faktor mehr da. Das gefürchtete »Steckenbleiben« gibt es so gut wie nicht mehr. Warum sollte die Natur also das Überleben sichern, indem sie das Becken größeren Kindern anpasst oder Kinder »kleiner macht«, damit sie durchpassen? Eine Studie legt nahe, dass die Wahrscheinlichkeit für eine physiologische Geburt bei Frauen, die selbst mit Kaiserschnitt geboren wurden, signifikant sinkt. Die Evolution reagiert eben doch schneller als wir immer glauben.[11]

Kinder mit Beckenendlage kommen weltweit fast nur durch Kaiserschnitt zur Welt. Dabei können Beckenendlagengeburten erstaunlich physiologisch laufen. Sie unterliegen einer anderen, aber gut hinterlegten Mechanik und Dynamik. Sie sind ein Welt-, Natur- und Kulturerbe, das es zu erhalten gilt. Wenn das nicht geschieht, wird neben den Geburtshelfern auch die Natur ihre Kunst und Gunst verlernen.

Dasselbe betrifft die Einleitung: Wenn Geburten zunehmend eingeleitet werden, die Medizin also das Timing und den Rhythmus der Hormone übernimmt, wird auch diese Form natürlicher Regulierung wegfallen und die Einleitung der einzige Weg in die Geburt werden?

Und auch folgende Vision erscheint wahrscheinlich: **Was, wenn das Gebärsystem nicht nur anatomisch, sondern auch noch hormonell zusammenbricht? Was, wenn kein Oxytocin und andere Hormone mehr produziert werden, weil eine ihrer wichtigen Teilfunktionen überflüssig wird. Was wird aus Bindung und Liebe?**

All dies sind keine wilden Fantasien, sondern plausible Ableitungen aus anderen wissenschaftlichen Erkenntnissen. So gibt es überzüchtete Hunderassen, die nur noch per Kaiserschnitt gebären können. Auch in der Natur gilt, was in anderen Bereichen selbstverständlich ist. Das, was nicht genutzt wird, bildet sich zurück, beziehungsweise kann dann irgendwann nicht mehr genutzt werden. Das ist wohlgemerkt nur relevant, wenn die »natürliche Geburt« weitestgehend zugunsten des Kaiserschnittes abgeschafft würde. **Ich bin fest überzeugt, dass das Gebären einen tiefen Sinn hat, der nur im Notfall relativiert werden darf. Ich meine daher, dass es Zeit wird, die natürliche Geburt als Weltnatur- und -kulturerbe zu sichern und zu unterstützen, da dies aus meiner Sicht für die Menschheit überlebenswichtig ist.**

KAISERSCHNITT ALS NOTFALLMASSNAHME

Mein Ziel ist natürlich nicht, den Kaiserschnitt als sinnvolle Notfallmaßnahme infrage zu stellen. Mit Not meine ich deine Not oder die deines Kindes. Und dabei ist es egal, was dich/euch in Not bringt. Das kann auch deine Psyche sein. Keine Frage, dass dir dann geholfen werden muss, damit du/ihr die Geburt in jeder Beziehung so gut wie irgend möglich übersteht.

Ich erläutere dir diese Zusammenhänge hier also so vertieft, weil alles, was ich zum Kaiserschnitt schreibe, auf diesem Grundannahmen aufbaut. Im Moment ist die Bauchgeburt für mich eine großartige, wenn auch einschneidende Notfallmaßnahme, die traumasensibel und bindungsorientiert durchgeführt werden muss. Wenn der Notfall schon vor der Geburt erkennbar wird, kann ein Kaiserschnitt vorher vereinbart, aber nicht terminiert werden. Das ist für mich der Goldstandard im Umgang mit dieser Operation. Denn die Wehen bereiten das Kind auf die Geburt vor, sowohl hormonell als auch psychisch. Der Wechsel von der behüteten Gebärmutter, wo alles für das Kind geregelt wird (Nahrungsaufnahme und Sauerstoff über die Nabelschnur, Temperatur) in die Außenwelt, wird durch die Wehen abgefedert. **Die Stunden, die eine Gebärende mit den Wehen verbringt, sind ein Geschenk an ihr Kind, das so auf die Geburt eingestimmt wird.**

Auch wenn ich den Kaiserschnitt nicht schönreden will, freue ich mich, dass alles davor, dabei und danach unendlich verfeinert wurde: Bonding ist möglich, dein Partner kann dabei sein, es gibt ein Geburtserleben und du kommst schnell wieder auf die Beine. Ausnahmen bestätigen hier die Regel. Wichtig ist, dass du nicht an der Rechtmäßigkeit des Kaiserschnittes zweifelst. Lass dir das in Nachbesprechungen erklären. Oft kann man dir nicht unbedingt etwas zur Ursache erzählen. Sie bleibt in vielen Fällen unklar. Dazu muss man wissen, dass der häufigste Grund für einen Kaiserschnitt der Geburtsstillstand oder eine unphysiologische Einstellung des kindlichen Köpfchens ist. Dies wiederum hat mehrere Gründe und ist eine Mischung aus biologischen Faktoren wie Becken, Kopf des Kindes, Beckenboden, Erschöpfung, Rhythmusstörung; psychischen Faktoren wie Angst, Anspannung, Schmerz, Kontrollverlust, Trauma, Trigger, unerkannte Belastungen, psychische Vorbelastungen, und sozialen Faktoren wie unstimmiger Chemie zwischen Hebamme und Gebärender, Partnerkonflikt, falscher Ort, Gewalt.

Wichtig ist, dass du mit der Betreuung zufrieden bist, du Kontinuität erlebt hast und alle Entscheidungen gut informiert mittragen konntest und nicht durch unverhältnismäßige Warnungen dazu gezwungen wurdest. Dann bleibt vielleicht Traurigkeit, aber auch die Möglichkeit, Frieden zu schließen, aber wenigstens kein Trauma mit viel schlimmeren Auswirkungen.

Viel mehr möchte ich dir in diesem Buch zum Kaiserschnitt gar nicht erzählen. Die überarbeitete Leitlinie, an der ich mitgewirkt habe, kannst du hoffentlich bald in der Patientenversion nachlesen und dich so schlau machen, wie es zu dir passt.[12]

Und ganz besonders wichtig: Wenn du einen Kaiserschnitt brauchtest, warum auch immer: Schäm dich nicht dafür! Auch in meiner Hamburger Klinik kam jede fünfte Frau trotz größter Bemühungen aller Beteiligter nicht um einen Kaiserschnitt herum. Selbst wenn es uns gelang, in den meisten Fällen trotzdem ein gutes Geburtserleben zu unterstützen, waren viele Frauen enttäuscht und traurig. Hilfreich waren hier die Nachgespräche, in denen wir viel auffangen und letztlich ein Annehmen des Geschehenen erreichen konnten.

Spezielle Situationen bedürfen spezieller Vorgehensweisen

Unlängst beschenkte mich eine Frau mit einer wundervollen Rückmeldung: Ich musste bei ihr wegen eines Nabelschnurvorfalles einen Kaiserschnitt durchführen. In solchen Fällen hat man keine Alternative. Die Art und Weise, wie wir das organisiert haben, war schon besonders. Eine Hebamme schob, nach ausführlicher Erklärung, über die Vagina mit einem Finger das kindliche Köpfchen nach oben, damit es nicht auf die Nabelschnur drückte. So fuhren wir entspannt in den OP. In Seitenlage wurde dann eine Spinalanästhesie angelegt und der Eingriff in aller Ruhe vorbereitet. Beim Kaiserschnitt nahm ich der Hebamme vorsichtig das Köpfchen vom Finger, und nach der Geburt konnten wir der Mama ein quietschfideles Baby zum Bonding auf die Brust legen.

Die Mutter, die sich eigentlich unbedingt eine natürliche Geburt gewünscht hatte, war unendlich glücklich und zufrieden mit diesem Kaiserschnitt ohne Alternative und freute sich darüber, dass es segensreiche Möglichkeiten gibt, Kinder vor Schaden zu bewahren und trotzdem auch in dieser Situation alles an Selbst- und Mitbestimmung möglich zu machen, was nur irgend geht.

Wie wunderbar wäre es, wenn es uns gelingen würde, allen Kaiserschnittmüttern so ein Gefühl zu vermitteln? Das wird nicht immer gehen, es sollte aber unser großes Ziel sein.

Es wird häufig so sein, dass ein Kaiserschnitt das Selbstbestimmungsgefühl einer Frau verletzt. Das zu erkennen und zu respektieren, erfordert auch, dass wir Geburtshelfer dazu wenigstens unser Bedauern ausdrücken. Das hilft ungemein, denn die Frauen fühlen sich gesehen und verstanden – und nicht abgespeist mit dem Hinweis, dass sie »doch froh sein können, dass alle gesund sind«.

DAMMSCHNITT, SAUGGLOCKE, FUNDUSDRUCK

Ich wünsche dir am Ende deiner natürlichen Geburt nichts sehnlicher als ein selbstbestimmtes Finale! Aber auch in dieser Phase kann es vorkommen, dass aus unterschiedlichen Gründen (meist Erschöpfung bei Mutter und/oder Kind) unterstützende Maßnahmen erforderlich sind. Dafür stehen meist drei Möglichkeiten im Raum, die allein oder kombiniert angewendet werden: die vaginal-operative Geburt, die heute meist mit Saugglocke durchgeführt wird; der Dammschnitt und der sogenannte Fundusdruck (früher als Kristellerhilfe bezeichnet). All dies wird in Deutschland aus meiner Sicht immer noch viel zu häufig und nicht immer richtig eingesetzt. In meiner Klinik war der Dammschnitt eine Rarität, bei der Saugglocke wurde immer nur gehalten, nie gezogen, und auch die Spitze der Gebärmutter (den Fundus) haben wir nicht mit größtem Druck bearbeitet, sondern auch dort lediglich gehalten, damit sich das Baby mit den Füßchen abstoßen und die Gebärmutter kompakter arbeiten kann. Die Frage nach Häufigkeit und Technik dieser Interventionen solltest du am Informationsabend klären – eine gute Möglichkeit, die Interventionsbereitschaft einer Klinik in der letzten Geburtsphase kennenzulernen.

Grundsätzlich möchte ich dir aber auch in Bezug auf diese möglichen Eingriffe die Angst nehmen. Wenn der Fundusdruck richtig durchgeführt wird (nur mit der flachen aufgelegten Hand) ist er allenfalls ein wenig unangenehm, nie jedoch schmerzhaft. Zudem darfst du immer Stopp sagen.

Das Einführen der Saugglocke kann halbwegs traumasensibel durchgeführt werden – dazu eignet sich am besten die kleine handbetriebene Kiwiglocke. Nach Aufbau eines Vakuums sichert die gehaltene Glocke nur den Geburtsfortschritt, ohne dass das Köpfchen danach wieder zurückrutscht. Das ist schonend für Baby und Beckenboden und nicht minder effektiv. Kurz vor der Geburt kann die Glocke sogar meistens entfernt werden, der Arzt zieht sich zurück und du zelebrierst mit der Hebamme am Ende noch die eigentliche Geburt ohne »Eingriff«.

Ein Dammschnitt sollte eigentlich immer nur gemacht werden, wenn das Baby richtig in Not ist oder der Damm ein unüberwindbares Geburtshindernis darstellt. Zur rechten Zeit richtig durchgeführt, tut er nicht weh. Trotzdem habe ich immer großzügig vorher eine Lokalbetäubung durchgeführt. Der Dammschnitt ist für mich der invasivste Eingriff nach dem Kaiserschnitt. Obwohl der Schnitt, wenn gut genäht, selten Langzeitprobleme macht, ist ein Damm*riss* (ohne Schließmuskelriss) grundsätzlich immer die bessere Variante. Dein Körper kennt seine Sollbruchstellen, an denen er auch seine Heilkraft bündelt. Manchmal ist der Schnitt aber wirklich nicht vermeidbar, und umso wichtiger ist es, den Damm danach mit Betäubung gut wiederherzustellen und nachzubehandeln. Das heißt konkret: viel liegen, wenig sitzen, Kühlung und, wenn nötig, Schmerzmittel.

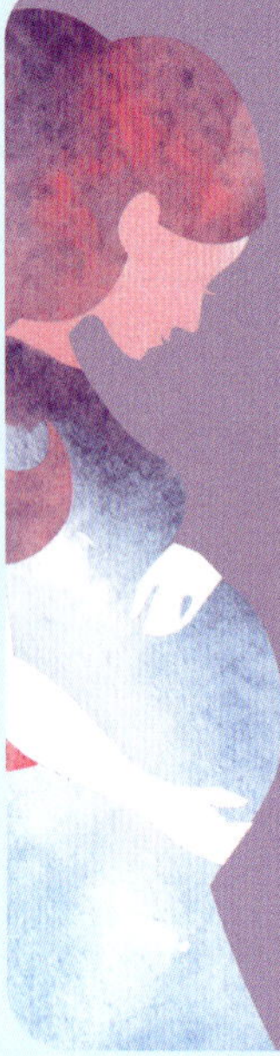

10. DAMIT ES EINE »GUTE« GEBURT WERDEN KANN – WIE DU MÖGLICHE HINDERNISSE AUS DEM WEG RÄUMST

Es gibt einige Faktoren, die einer guten Geburt im Wege stehen. Doch auch diese können meist im Vorfeld entschärft werden.

WIE DU MIT BELASTUNGEN UMGEHEN KANNST

Belastungen sind uferlos. Jeder von uns kennt und hat sie. Alles kann auch für die Geburt zur Belastung werden. Lass uns die wichtigsten aussortieren. Belastungen, die sich aus körperlichen Einschränkungen, Grunderkrankungen oder körperspezifischen Schwangerschaftserkrankungen ergeben, lasse ich hier bewusst außen vor. Hier sind Gynäkologen, Prä- und Perinatalmediziner oder andere Fachdisziplinen gefragt, weil sich dabei sehr spezielle Fragestellungen und entsprechende Antworten ergeben. Das würde den Rahmen dieses Buches sprengen. Daher fokussiere ich mich auf psychische Vorerkrankungen, psychische Belastungen und Traumatisierungen.

Eine der Hauptbelastungen ist das fehlende Vertrauen in die eigene körperliche Befähigung. Dies kann schon eine frühkindliche Erfahrung sein, die Folge von Kinderwunschbehandlung, Fehl- oder Frühgeburten, Kaiserschnitten und anderen Interventionen. In der Tat liegen in der Fortpflanzung Stärken und Schwächen dicht beieinander. Manche werden nur mit Hilfe schwanger, andere können Schwangerschaften nicht austragen, erleben nur Kaiserschnitte, können nicht stillen oder glauben, als Mutter zu versagen.

Meist ist das aber keine Kaskade und bedingt sich gegenseitig überhaupt nicht. Geburt bietet sogar eine große Chance, körperliches Selbstvertrauen zurückzugewinnen. Auch nach vier Kaiserschnitten ist es immer noch möglich, eine vaginale Geburt zu erfahren. Erschwerte Zeugung heißt nicht unmögliche Geburt. Frühgeburten bedeuten nicht, dass die Frau das Kind nicht »halten« kann. Und auch viele Fehlgeburten signalisieren nicht im Ansatz Gebärunfähigkeit.

Falls du dich hier gesehen und gemeint fühlst, solltest du dir immer wieder vor Augen führen, dass in der Schwangerschaft ein gut funktionierendes Hohlorgan gefüllt wird, welches sich bei der Geburt wundersam entleert. So wie dies alle Hohlorgane in der Regel ohne Störung tun. Vielleicht hilft dir diese Vorstellung, dieses Mantra dabei, dein körperliches Selbstvertrauen sattelfest zu machen.

PSYCHISCHE VORERKRANKUNGEN KÖNNEN HERAUSFORDERN – ABER DURCH DIE GEBURT AUCH HEILEN

Anpassungsstörungen oder Burn-out kennen viele. Vor allem Depressionen sind weitverbreitet. Aber auch Angst- und Borderline-Störungen sind nicht selten. Leider ist Elternschaft immer auch eine Zeit der Ambivalenz, weil erst einmal der Eindruck entsteht, dass sich all die vielen Lebensinteressen nicht mehr unter einen Hut bringen lassen. Das ist auch so! Aber nicht für immer. Irgendwann bekommen die wichtigen Dinge wieder den passenden Platz: der Sport, die Freunde, die Arbeit, der Sex, die Hobbys.

Wer psychisch vorbelastet ist, wird natürlich stärker gefordert sein. Ambivalenz triggert mitunter die alten, vermeintlich sicher therapiert geglaubten Störungen. Da darfst du gut auf dich achten und in dich hineinhören. Du kannst dich selbst oft gut einschätzen. Die Symptome sind dir meist hinreichend bekannt. Hab dann bitte keine Scheu, deine*n Therapeut*in oder Psychiater*in wieder aufzusuchen.

Wenn du auf Psychopharmaka eingestellt bist, wird das Medikament und die Dosierung zu Beginn deiner Schwangerschaft ohnehin auf Tauglichkeit geprüft. Bitte setze Medikamente nie eigenständig ab! Oft gelingt eine Reduzierung der Dosis, die dann in der Regel für das Ungeborene absolut ungefährlich ist. Viel schlimmer wäre ein neuer Schub deiner Erkrankung durch falsche Rücksichtnahme.

Ganz entscheidend ist, dass deine Hebamme, dein Arzt und auch dein Geburtsort Kenntnis von deiner psychischen Vorbelastung haben. Das umfasst Diagnose, Therapie, Ansprechpartner, Symptome, Bedeutung, resultierende Einschränkungen und mögliche Trigger. So können sich alle gut vorbereiten. In der von mir geleiteten Klinik waren wir Anlaufstelle für Frauen mit psychischen Vorerkrankungen. Außer bei schweren Psychosen konnten wir allen gut gerecht werden und mit vielen natürlichen Geburten einen guten Start begleiten. In zahlreichen Fällen war die Geburtserfahrung sogar heilsam und vermittelte den Frauen das Selbstvertrauen, Krisen meistern zu können. Ich konnte aber auch gar nicht so selten feststellen, dass psychisch kranke Frauen bereits krisenerprobt waren und ihre Bewältigungsstrategien auch bei der Geburt zum Einsatz bringen konnten. Wie überhaupt Ressourcen ja genau dort entstehen, wo es Belastungen gibt. Somit kann gerade die »Herausforderung Geburt« der Schlüssel dafür sein, Ressourcen zu entwickeln, die dich durch das ganze Leben tragen.

WENN ES WÄHREND DER SCHWANGERSCHAFT ZU PSYCHISCHEN STÖRUNGEN KOMMT

Mitunter treten psychische Störungen aber auch erstmals in der Schwangerschaft auf. Auch Partnerschaftskonflikte – wen wundert's? – nehmen zu.

Das Wichtigste ist, Probleme zu erkennen und dann von einer Fachperson behandeln zu lassen. Selbstverständlich ist eine Psychotherapie oder Paartherapie auch in der Schwangerschaft sinn- und wirkungsvoll. Medikamente sind mitunter absolut hilfreich. **Nichts ist schlimmer, als das Problem zu tabuisieren. Je eher es behandelt wird, umso besser. Denn wenn eine Trau-**

matisierung erst unter der Geburt getriggert wird oder zutage tritt, ist der Verlauf der Geburt dadurch gestört.

Psychisch kranke Menschen sind nicht »gestört« – schämen müssen sich die, welche das immer noch glauben. Seitdem auch Prominente die Öffentlichkeit nicht scheuen, treten viele psychische Erkrankungen aus dem Schatten. Sie nehmen tendenziell zu und die weltpolitische Lage wird das Problem weiter katalysieren. Therapieplätze sind jetzt schon rar. Problematisch erscheint mir derzeit vor allem, dass viele Kapazitäten in viel zu langen und dann auch nur teilweise erfolgreichen Psychotherapien gebunden sind.

In meinen 75-minütigen digitalen Coachingsitzungen mache ich keine Psychotherapie im eigentlichen Sinn, aber es ist erstaunlich, dass es mir in der kurzen Zeit trotzdem sehr fokussiert gelingt, Geburten aufzuarbeiten oder personalisiert vorzubereiten.

Im Verlauf der Schwangerschaft treten leider zunehmend Ängste im Hinblick auf die anstehende Geburt auf. Wenn du das Buch bis hierher gelesen hast, sind diese vielleicht schon verflogen. Falls dich trotzdem Geburtsängste plagen, solltest du dem nachgehen. Sie haben völlig unterschiedliche Ursachen und Ausprägungen, wie in den Kapiteln drei und vier beschrieben. Sie sind aber weder gottgegeben noch schicksalhaft. Und sie dürfen ungeklärt nicht als Vorwand missbraucht werden. Wie schon erwähnt, brauchst du Wissen über innere und äußere Fremdbestimmung, und ich kann dir nur dringend ans Herz legen, zumindest ein klärendes therapeutisches Gespräch zu führen, bevor du dich gegen die natürliche Geburt entscheidest.

Der Kaiserschnitt darf eine psychologische Indikation haben. Die muss aber definiert und besprochen werden. Und natürlich helfen dir Psychotherapie und vielleicht sogar Medikamente, die Welt des Gebärens angstfrei oder zumindest etwas befreiter betrachten zu können. Angst, die dich einschnürt, bringt dich um so viel Lebenswertes und Lebensmögliches. Am Ende kannst du dir aber sicher sein, dass es das *shared decision making* mit den Fachleuten deines Vertrauens ist, das entscheidet, wo es langgeht.

TRAUMATISIERUNGEN

Bei Traumatisierungen – insbesondere durch Gewalt oder sexualisierte Gewalt – bedarf es besonderer Achtsamkeit und Fürsorge. Selbst niederschwellig können und wollen nicht alle darüber reden, was ich gut verstehen kann. Dabei spielt die Scham eine große Rolle, die Vorstellung von Privatheit und vielleicht die Selbstbeschwichtigung, dass du doch schon Therapie hattest und die Sache abgehakt ist. Problematisch können die verdrängten (dissoziierten) Ereignisse werden, die erst bei entsprechenden Triggern zutage treten. Dabei denke ich beispielsweise an Frauen, die nach (scheinbar) unkomplizierter erster Geburt beim zweiten Kind in der 40. Schwangerschaftswoche plötzlich einen Termin für einen Kaiserschnitt brauchen. Das unausweichliche traumatische Ereignis droht sich zu wiederholen und der errechnete Termin wird plötzlich zum Trigger.

Hier ist der Mut der Geburtshelfer gefragt, Grenzerfahrungen anzusprechen und ihre Bedeutung klarzumachen. Insbesondere Trigger müssen traumasensibel, aber akribisch rausgefiltert werden.

Schlimme Erlebnisse verarbeiten wir nicht immer bewusst. Manchmal führen sie ein Schattendasein. Sie sind meist mit Gefühlen, aber auch Sinneswahrnehmungen und Worten verknüpft, die selbst in einem anderen Kontext das Trauma wiederholen können. Es sind Trigger, die im wahrsten Sinne des Wortes etwas *antriggern*, zu Deutsch also abrufen, auslösen oder anstoßen können – meist Erlebnisse aus der Vergangenheit, an die wir uns nicht mehr erinnern können. Doch sobald eine in irgendeiner Weise ähnliche oder vergleichbare Situation auftritt, »erinnert« sich unser Unterbewusstsein und der Körper reagiert. Oft ist der getriggerten Person nicht klar, was da gerade passiert – schon gar nicht, warum.

Trigger(-sätze) vermeiden

In unserer holistischen Sprechstunde wurde immer auch eine Familienanamnese erhoben. In einem Fall berichtete eine Schwangere von drei Spontangeburten ihrer Mutter. Als sie selbst unter der Geburt auf der Toilette war, versuchte die Hebamme anschließend den Herz-Wehen-Schreiber wieder anzubringen und sagte dabei: »Ich finde keine Herztöne.«

Daraufhin geriet die Gebärende so in Panik, dass ein überfordertes Team einen Notkaiserschnitt durchführte – ohne Not beim Kind. Im Nachgespräch gelang es mir, den Grund der Panik zu entschlüsseln. Der jüngste Bruder der Frau war tot geboren worden. Die Mutter spürte damals keine Kindsbewegungen mehr und wurde nach langen, bangen Untersuchungen mit der erschütternden Wahrheit konfrontiert: »Wir finden keine Herztöne.«

Dieser Satz wurde zum unbewussten Trigger. Hätte man die Zusammenhänge beim Vorgespräch aufgedeckt, wäre der Notkaiserschnitt absolut vermeidbar gewesen. Zum einen hätte es einen Vermerk gegeben: Triggersatz »Ich finde keine Herztöne.« vermeiden! Zum anderen hätte das Team mit diesem Wissen besonnener reagieren und erst einmal in Ruhe mit dem Ultraschall für Klarheit und Entspannung sorgen können.

Dieses Beispiel zeigt, wie wichtig eine gründliche Anamnese ist. Das bedeutet eben auch, die genauen Umstände der Geburten der Mutter zu erfragen. Dadurch kann viel besser auf jede Frau eingegangen und erkannt werden, was nötig und unnötig ist, was sein sollte und was bitte nicht. Ein wichtiger Schritt, der dafür sorgt, unnötige Interventionen zu vermeiden. Je besser vorbereitet du in die Vorbesprechung gehst, umso besser. Die »Fragen, auf die du selbst eine Antwort finden kannst« und »Fragen für den Infoabend in der Klinik« helfen dir dabei.

Manchmal sind es auch ganz einfache, aber wertvolle Fragen, die helfen, etwa: »Was darf nicht passieren?«, »Was darf sich nicht wiederholen?« Darauf aufbauend werden verbindliche Geburtspläne erstellt und kommuniziert.

Unabhängig davon ist Gewaltfreiheit und Traumasensibilität ein Gebot der Zeit. Dafür braucht es Einfühlungsvermögen, Haltung und ein Leitbild. Entscheidungen im Kreißsaal sind geprägt vom Konflikt zwischen Fürsorge für das Kind oder die Mutter. Beides lässt sich nicht immer leicht vereinen, und so wie Untätigkeit das Kind gefährdet, verletzen Interventionen zumindest die Selbstbestimmung der Mutter. Geburtshelfer sollten auch bei sinnvollen und dringlichen Interventionen darüber nachdenken, welchen Preis sie haben. Mitunter muss das Selbstbestimmungsrecht der Mutter beim Notkaiserschnitt mit Vollnarkose komplett untergraben werden. Da hilft ein »Sei doch froh, dass dein Kind lebt« überhaupt nicht weiter, weil es die Befindlichkeit der Mutter komplett ignoriert und bagatellisiert. Viel wichtiger wäre es zu sagen: »Es tut uns leid, dass wir das zur Rettung des Kindes mit Ihnen machen mussten!« *Das* wäre Größe – nicht der Hinweis, wie gut alles gemanagt und Schaden abgewendet wurde, sodass es nicht den geringsten Grund gebe, traurig und verzweifelt zu sein. Auf die Schulter klopfen soll und darf sich ein Team, das in der Lage ist, neben der Rettung auch den schmerzhaften Preis dafür im Blick zu haben.

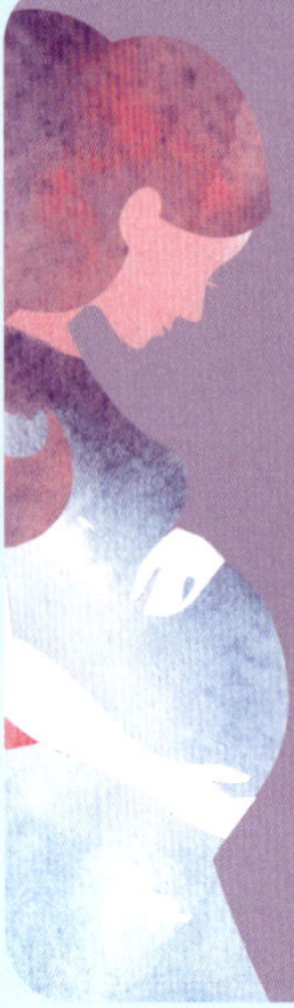

11.
WIE PARTNER*INNEN IM KREISSSAAL POSITIV UNTERSTÜTZEN KÖNNEN

Vor gar nicht langer Zeit wurde eines der zentralen Tabus der Menschheit gebrochen: Männer durften mit zur Geburt kommen. Seitdem läuft unerforscht eines der größten Kulturexperimente überhaupt. Ob Männer im Schlepptau der Frauenbewegung plötzlich einbezogen wurden, weil Frauen neue Väter an ihrer Seite zeigen wollten, oder ob die Geburtshilfe Unterstützer für die aufbegehrenden Frauen suchte – der Motor dieser revolutionären Entwicklung bleibt unklar.

Männer waren zunächst einmal überfordert. Sie erlebten ihre Frauen unvorbereitet und ohnmächtig, offenbar von schrecklichen Qualen geplagt – verbunden mit dem Gefühl, das keiner wirklich hilft. Wie oft war ich als junger Assistent dabei, als Männer mit dem Anwalt drohend nach dem Chefarzt riefen und sofortige »Erlösung« – am besten mit einem Kaiserschnitt – einforderten. Nicht selten knickten selbst erfahrene Geburtshelfer ein.

Mit der Zeit, auch durch Teilhabe an der Geburtsvorbereitung, entwickelten Männer ein Rollenbild und fanden ihren Platz. Ob dieser immer im Gebärraum sein muss, hinterfrage ich. Präsenz ist aus meiner Sicht keine Pflicht und nur sinnvoll, wenn der Mann unterstützend und nicht belastend erlebt wird. Nicht dabei zu sein, ist weder lieblos noch feige – sondern wahrscheinlich in so manchem Fall die bessere Variante.

Machen wir uns klar, dass der Mann keine einfache Rolle hat. Sie ist als einzige nicht klar definiert. Mann steht zwischen allen Stühlen. **In meinen Geburtsvorbereitungskursen für Männer hat ein Mann mal sehr schön erfasst: »Ich bin die Stehlampe des Vertrauens in einer fremden Umgebung.«** Wundervoll und sehr treffend.

Wer sich so »reduzieren« kann, hat es einfacher. Und dennoch behaupte ich, dass auch Partner*innen, genau wie ihre Frauen, bei der Geburt einen nicht einfachen Kurs im Elternwerden absolvieren.

Geburt bedeutet von allem ein bisschen: Anstrengung, Angst, Schmerz, Anspannung, Erschöpfung, Kontrollverlust, Demut. Das sind die Themen, die uns als Eltern immer wieder begegnen und denen wir uns stellen müssen. Dabei hilft uns die Liebe und vor allem: Hormone!

Ja, auch Begleitpersonen erleben all dies, auch den »Schmerz«, und zwar den der Ausgrenzung. Sie sind zwar maximal involviert, aber dennoch eine unbedeutende, ohnmächtige Randperson, die dazu gezwungen wird, der Frau bei ihrer Selbstbestimmung und -ermächtigung zuzusehen. Und: **Sie können offensichtlich nicht aktiv dazu beitragen, ihr zu helfen. Das widerstrebt den meisten. Plötzlich sind sie in einer passiven Rolle gefangen.** Oder sie stürzen sich auf die Technik im Kreißsaal und beobachten mit Argusaugen den Wehenschreiber. Manche gehen dazu über, ihre Frau schon kurz vor dem Schmerz vorzuwarnen: »Gleich kommt wieder eine.« Das ist sicher lieb gemeint, aber für die Frau eher eine Belastung, weil sie sich »vorsorglich« verkrampft. Besonders starke und potente Männer können im Rahmen dieser schmerzvollen »Erniedrigung« auch eine Depression oder einen aggressiven Narzissmus entwickeln – sie neigen dann sogar gelegentlich zu Gewalt und Kontrollverlust.

Damit dies die Ausnahme bleibt, kommt uns die Natur regulierend entgegen. Schon lange ist bekannt, dass alle Mutterfunktionen grundsätzlich nicht an die leiblichen Mütter gebunden sind. Ammen können stillen. Regenbogenfamilien funktionieren völlig gleichrangig neben klassischen Familienmodellen. Großeltern können Eltern sein, und in anderen Gegenden der Welt übernimmt dies das ganze Dorf.

So erleben alle Personen, die intensiv in die Betreuung eines Babys eingebunden sind, einen erstaunlichen Anpassungsvorgang. **Männer werden nie selbst stillen können, aber ihr Hormonhaushalt wird dem der Frau beim Vatersein ähnlicher und ermöglicht Unglaubliches: Das Testosteron nimmt ab, ihr Oxytocin zu.** Männer können dann hormonbedingt ebenso die Bedürfnisse des Babys erkennen und befriedigen. Schlafmangel wird toleriert, die neue Rolle wird besser angenommen, alle belastendenden Begleitumstände (Mutter und Kind als das neue Paar) werden mit Demut und Zurückhaltung akzeptiert.

Das alles ist ein Plädoyer für gute Vorbereitung und Elternzeit. Wichtig erscheint mir, dass du schon früh in der Schwangerschaft mit deinem Partner, deiner Partnerin darüber ins Gespräch kommst. Rund um die Geburt und die Zeit danach darf es erst mal kein Tabu geben, auch nicht die schweigende Grundannahme, dass der andere zwangsläufig bei der Geburt dabei sein muss.

Wenn ihr beide glaubt, dass das Dabeisein gut und wichtig ist, dann bereitet euch gut vor. Hier bieten sich Partnerkurse an, aber schaut euch auch nach speziellen Angeboten für werdende Väter um. Ich habe selbst einen speziellen Kurs für Väter entwickelt, der auch wissenschaftlich untersucht wurde. In ihm ging es darum, eher gutes und eher schlechtes Verhalten im Gebärraum zu definieren und auch der Emotionalität, dem Gefühl der Ausgrenzung und Sorge bei einem Notfall Raum zu geben.

Im Folgenden habe ich dir die wichtigen Punkte dieser Vorbereitung zusammengefasst. Sprecht darüber. Mein Konzept schwört die Begleiter auf eine eher passive Rolle ein. Das gilt es erst einmal auszuhalten. Eine Einbindung durch die Frau oder die Hebamme wird sehr positiv empfunden, darf aber nicht grundsätzlich erwartet werden.

20 GOLDENE REGELN FÜR PARTNER*INNEN UNTER DER GEBURT

1. Deine Frau ist eine andere unter der Geburt – für sie ist alles erlaubt.
2. Es geht darum, nicht zu stören. Deine Anwesenheit ist hilfreich genug!
3. Sei die »Stehlampe des Vertrauens in einer fremden Umgebung«.
4. Lenk deine Frau nicht ab.
5. Reagiere nur auf ihre Wünsche und hilf ihr, solche zu formulieren.
6. Respektiere ihre Entscheidungen.
7. Beobachte die Zusammenarbeit deiner Frau und der Hebamme.
8. Bitte die Hebamme, dich da, wo hilfreich und nötig, einzubinden.

9. Frage nur das Nötigste.
10. Häng den Werkzeugkoffer an die Wand – es gibt nichts zu tun!
11. Sorge für dich, damit deine Frau das nicht auch noch tun muss.
12. Bleib am Kopf deiner Frau.
13. Beschütze deine Frau, wenn respektlos mit ihr umgegangen wird.
14. Fotografiere mit deinen Augen, dann bleibt die Geburt ein Geheimnis.
15. Geh raus oder lass dich rausschicken, wenn nötig.
16. Bei Notfällen, bei denen du ausgeschlossen wirst: Lenk dich ab und bleib zuversichtlich.
17. Hab Vertrauen in die Geburtshelfer, in den allermeisten Fällen wird alles gut.
18. Hilf deiner Frau, die Geburt aufzuarbeiten.
19. Nicht dabei zu sein, ist weder lieblos noch feige, sondern manchmal sinnvoll.
20. Du kannst nicht versagen (außer du hältst dich nicht an die Regeln).

Manchmal reicht die reine Präsenz deines Partners/deiner Partnerin aus, damit du dich optimal unterstützt fühlst, manchmal braucht es ein wenig mehr. Insbesondere, wenn es dir nicht gut geht oder du schlecht behandelt wirst, sollte dein*e Begleiter*in freundlich für dich einstehen, insbesondere wenn du darum bittest. Er/sie muss auf deiner Seite stehen und darf sich dem immer noch patriarchal geprägten System der Geburtsmedizin nicht unkritisch unterwerfen.

Wie wir wissen, wird der Start in die Elternschaft deutlich erschwert, wenn sich Frauen unter der Geburt nicht von ihren Partner*innen unterstützt fühlen. Das kann sich zu einer echten Krise auswachsen. Bitte versteht dabei, dass Partner*innen sich manchmal zurückziehen müssen, wenn sie keine Hilfe mehr sind, sondern eher belasten. Das darf niemandem vorgeworfen werden. Es kann unterstützend wirken, weil du dich dann nicht noch sorgenvoll um deine Begleitung kümmern musst.

Es gibt also auch hier ein Sowohl-als-auch, und ich hoffe, dass es euch immer gelingt, dazu im Gespräch zu bleiben, und du auch unter der Geburt immer in der Lage bist, dein Gegenüber aus- und einzuschließen, wie es dir entspricht. **Du bist die Königin und hast das Sagen und dein*e Partner*in darf sich nicht wundern, sondern nur staunen, was du da Großartiges vollbringst.** Und Königinnen sind manchmal zickig, schräg, fordernd. Auch und besonders ihren Liebsten gegenüber.

Übrigens ist deine Begleitung nicht nur für die Geburt, sondern auch für deren Verarbeitung von unschätzbarem Wert. Ich habe nämlich festgestellt, dass Partner*innen ihre ganz eigene Erinnerung entwickeln. Sie sind Chronisten der Geburt, ein elterlicher Protokollant, Tagebuchschreibende von hohem Wert. Wenn du mit ihm/ihr über die Geburt redest, wirst du merken, wie intensiv und anders sie wahrgenommen wurde. Phasen und Ereignisse, die du nicht mehr erinnerst oder verdrängt hast, können Begleiter*innen aus ihrer Perspektive beschreiben – das kann dir am Ende helfen, deine Geburt zu durchdringen und zu verstehen. Neben der Nachsorgehebamme ist dein Partner/deine Partnerin dein Gedächtnis und Interpret und nicht selten eine große Hilfe, um mit der Geburt Frieden schließen zu können.

Apropos Frieden: Auch Partner*innen können die Geburt unfriedlich erleben. Nach der Geburt wird häufig vergessen, dass auch Geburtsbegleiter*innen Gefühle haben. Wir wissen, dass ihr Geburtserleben mitunter sogar schlechter ist, sie traumatisiert sein und Ängste und Depressionen entwickeln können. Nur eben anders.

Männer verdrücken vielleicht bei der Geburt ein paar Tränen der Freude. Wenn es ihnen danach schlecht geht, ziehen sie sich schnell auf ihre Bühnen der Bewältigung zurück: in die Arbeit, die Kneipe, das Stadion, die Muckibude, den Hobbykeller oder vor den Computer.[13]

Vielleicht würden schon einfache Fragebögen reichen, um ihren Emotionen beizukommen. Es gibt inzwischen qualifizierte Hilfsangebote, die jedoch noch viel zu wenig genutzt werden. So hat auch das BZgA eine Broschüre herausgegeben, an der ich fachlich beteiligt war, die Väter auf die Geburt vorbereitet.[14]

Ihr, die ihr euch als Paar gut kennt, solltet da gegenseitig auf euch achtgeben. Manchmal hilft beim Drüber-Reden die Moderation eurer Nachsorgehebamme, die euch auch als Paar begleitet.

Auch über die Frage, wer wann wieder in welcher Form seiner Arbeit nachgeht, solltet ihr verbindlich sprechen und einen Plan erstellen. Da gibt es viele Möglichkeiten. Auch wenn die Betreuung nicht immer 50/50 aufteilbar ist, sollte sie selbstredend immer geteilt werden. Das heißt, dass das Kind von beiden im Wechsel in die Betreuung gebracht und auch wieder abgeholt und versorgt wird. Heute sind so viele verschiedene Arbeitsmodelle möglich – kein Arbeitgeber kann sich heute mehr Rigidität erlauben. Das ist eure Chance, die Verantwortung der Elternschaft gemeinsam zu tragen und trotzdem beruflich voranzukommen. Nichts ist unmöglich. Ihr müsst es nur wollen.

Wir wissen, dass Paare, die Care-Verantwortung, Mental Load und Erwerbsarbeit so aufteilen, dass beide Seiten zufrieden sind, viel bessere Chancen haben, ein Paar zu bleiben. Also trefft, soweit irgend möglich, frühzeitig Absprachen!

12. DIE NACHBESPRECHUNG – WAS WAR UND WARUM ES SO GEKOMMEN IST

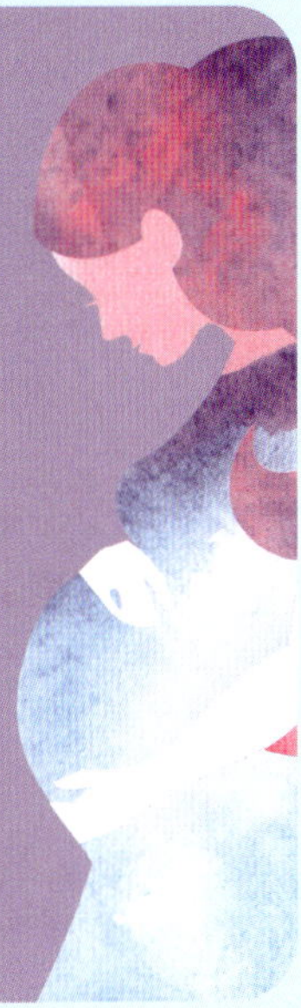

Vielleicht wird es dich wundern, dass ich dieses Kapitel eigentlich für das Wichtigste halte. Wenn du zu denen gehörst, die eine Traumgeburt hatten, dann freue ich mich mit dir, und du kannst dieses Kapitel vielleicht überspringen.

So sehr ich es allen wünsche: Träume gehen leider nicht immer in Erfüllung. Geburtsergebnis und Geburtserlebnis können stark von deinen Erwartungen abweichen und bewegen sich in einem breiten Kontinuum. Geburt kann eben auch gewaltvoll erlebt werden und traumatisieren. Es mag sein, dass du Kontrollverlust erlitten hast, keine kontinuierliche, liebevolle Begleitung erleben durftest und bei Entscheidungen übergangen wurdest.

Und es kann sein, dass es dir oder deinem Kind körperlich nach der Geburt nicht gut ging, sodass ihr medizinische Hilfe benötigt habt. All dies kann dazu führen, dass du die Geburt nicht friedlich erlebt hast. Umso wichtiger ist der Versuch, die Geburt im Nachhinein zu befrieden.

Ich bin stolz und froh, dass es uns gelungen ist, ein preisgekröntes Konzept der Nachbesprechung an meiner Hamburger Klinik zu etablieren. In den unzähligen Nachbesprechungen konnte ich nicht nur helfen, sondern wurde auch durch kritische Rückmeldungen reich belohnt. So konnten wir uns stets verbessern. Nachbesprechungen sind eines der besten Qualitätsinstrumente, um Geburtserleben zu erfassen und einzuschätzen.

Inzwischen hat auch das »Establishment« in der Geburtshilfe erkannt, wie hoch der Bedarf, aber auch der Nutzen dieses Konzeptes ist. In vielen Leitlinien wird die Nachbesprechung der Geburt inzwischen ausdrücklich empfohlen.

Es ist wichtig, kurz nach der Geburt jedes Erleben im Auge zu behalten. Ich betone noch mal: *jedes* Erleben! Deswegen, weil Erleben so subjektiv ist und nur sehr bedingt vom Geburtsmodus und den Begleitumständen abhängt. Aus unserer Sicht dramatische Geburten werden dankbar und zufrieden erlebt, während stumme »Traumgeburten« ein Hinweis für eine schwere Traumatisierung sein können.

In vielen Fällen sind Frauen nach der Geburt einfach nur überwältigt und verspüren gemischte Gefühle – wie sich das in den Wochen danach sortiert, ist unterschiedlich. Zudem bleibt in den ersten Tagen intensivster, schlafloser Beschäftigung mit der neuen Lebenssituation meist wenig Zeit zur Reflexion.

Daher wird der wahre Gesprächsbedarf häufig nicht in den ersten Tagen nach der Geburt offensichtlich. Mit achtsamer Beobachtung kann hier der ein oder andere Ernstfall herausgefiltert und beantwortet werden.

Die meisten verlassen die Klinik relativ zufrieden, nicht ahnend, dass mit der Zeit noch viele unbeantwortete Fragen drängen und verhindern können, mit der Geburt abzuschließen. Daher bekam in meiner Klinik jede Frau bei der Entlassung einen »Gutschein« für eine zeitlich unbegrenzte Anzahl an kostenfreien Nachgesprächen.

Dieses Angebot wurde nur von circa fünf Prozent der Frauen in einem Zeitfenster von zwei Tagen bis zwei Jahren nach der Geburt genutzt. Ich vermute hier unterschiedliche Gründe: Entweder haben Hebamme und Partner*in diesen Job bereits großartig erledigt. Oder die Frauen haben beim Betrachten ihrer inneren Geburtsfilme selbst die Antworten auf mögliche Fragen gefunden. Manchen erschien die Nachbesprechung vielleicht nicht bedeutsam genug oder fiel einem Zeitmangel zum Opfer – in anderen Fällen war das Geburtserleben einfach so gut, dass es schlichtweg wenig Bedarf gab.

Vor dem Hintergrund neuer Daten, die vermuten lassen, dass Gewalt- und Traumaerfahrungen bei der Geburt im zweistelligen Prozentbereich liegen, glaube ich aber, dass es grundsätzlich einen hohen Bedarf für Nachbesprechungen gibt.

Wie kann so ein Nachgespräch ablaufen? In meiner Klinik meldeten sich die Frauen über das Sekretariat an. Wir trafen uns in Präsenz, manchmal auch telefonisch und am Ende zunehmend digital. Die Patientenakte lag mir vor – ohne dass ich sie gelesen hätte. Ich wollte immer völlig unvoreingenommen in diese Gespräche gehen, bei denen auch häufig Partner*innen dabei waren.

Meist reichte ein etwa einstündiges Gespräch, um alle Fragen so weit wie möglich zu klären und therapeutische Hilfe zu leisten. Dadurch gelang es der Frau, auch Unerwünschtes zwar traurig, aber gelassen anzunehmen. Zugleich konnten wir im Falle schlechter Betreuung oder Kommunikation, in manchen Fällen auch echter Fehlleistungen, um Entschuldigung bitten. Gerade dann war es mir wichtig zu vermitteln, dass die Erkenntnisse in die Klinik zurückfließen und Sorge getragen wird, dass sich Ähnliches nicht noch einmal ereignet.

In manchen Fällen konnte ich als Therapeut Trauma, Gewalterfahrung, Ängste, Zwänge und Depressionen erkennen und

Paare entsprechend beraten und mit ihnen therapeutische Möglichkeiten erörtern. **Traumatisierte Frauen brauchen Therapie besonders dringend, weil sich die negative Geburtserfahrung unbehandelt nicht nur vielschichtig negativ auf die Psyche auswirkt – sie tangiert darüber hinaus auch massiv die weitere Familienplanung.** Es darf aber nicht sein, dass ein relativ kurzes Ereignis wie eine Geburt darüber bestimmt, wie viele Kinder du im Leben haben möchtest.

Therapie kann dich in den meisten Fällen so weit vom Trauma befreien, dass es dir nicht mehr im Wege steht. Es ist ganz wichtig, dich im Hinblick auf Folgegeburten schon jetzt zu entlasten. Wenn es um künftige Geburtsszenarien geht, kann dann selbstverständlich auch der geplante Kaiserschnitt – vielleicht sogar in Vollnarkose – eine psychologisch sinnvolle Maßnahme sein. Allein darüber nachdenken zu dürfen, hat schon eine große entlastende Wirkung.

Die Nachbesprechungen erwiesen sich für mich als ein therapeutisches Füllhorn, welches außerdem entscheidend zur Qualitätssicherung beigetragen hat. Ich kann dir nur dringend raten, dir Zeit für eine Nachbesprechung zu nehmen. Am Ende geht es darum, dass du deinen Frieden findest.

13. KURZER BLICK HINTER DIE KULISSEN: GEBURT IM GESUNDHEITS-WESEN

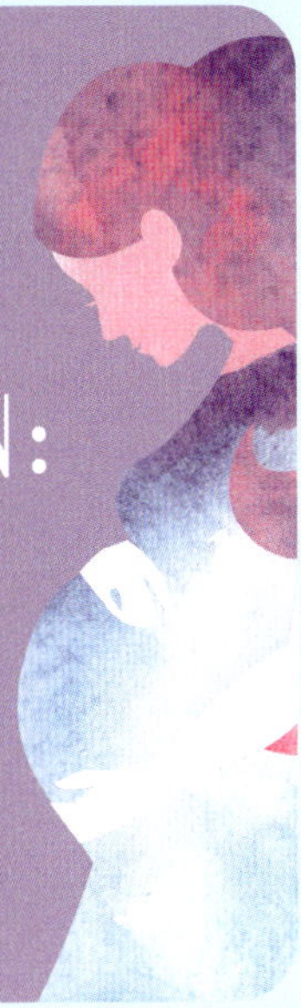

Um viele Probleme im Kreißsaal besser zu verstehen, ist es hilfreich, einen Blick hinter die Kulissen zu werfen. Die Geburtshilfe im Gesundheitswesen führt nämlich leider ein unbeachtetes Schattendasein – untererforscht, unterbezahlt und unterbewertet. »Kinder zu gebären ist doch normal und keine Krankheit – dafür braucht es kein Geld!«

Es ist skandalös, dass eine in 20 Minuten erledigte Blinddarmoperation mit Entlassung am Folgetag dem Krankenhaus den gleichen Geldbetrag beschert wie eine hochkomplexe tagelange Geburtsbetreuung. Völlig im Widerspruch dazu hat die Geburt nur in einem einzigen Bereich den höchsten Stellenwert: bei der Haftpflichtregulierung im Gesundheitswesen. Qualität fokussiert sich dabei auf das physische Überleben von Mutter und Kind. Dafür gibt es ein einklagbares Heilsversprechen. Um dem nachzukommen, werden unnötige Interventionen in Kauf genommen, wird katastrophisiert, um sich die Deutungshoheit trotz Patientenrechten zurückzuholen. Nur aus Angst vor

Scham, Versagen, Fehlern, Chefärzt*innen, Geschäftsführer*innen oder Richter*innen. Im Ausnahmezustand darf eben alles sein. Um *ein* Kind vor einem Sauerstoffmangel zu bewahren, müssen 200 Frauen Interventionen erleiden, die – selbst wenn gerechtfertigt – oft von Gewalt und Verletzung der Selbstbestimmung begleitet werden.

Im Moment wird man nur für nicht oder zu spät erbrachte Interventionen bestraft, nicht für die unnötigen. Das bringt alles aus dem Lot. In der aktuellen Sicherheits- und Fehlerkultur finden Tribunale nur im Hinblick auf Unterlassungen statt – nie zum Sinn und Unsinn von unnötigen Interventionen. Und Retter entschuldigen sich oft nicht. Ich selbst habe auch nach bitter nötigen Notkaiserschnitten immer formuliert, dass es mir leidtut, dass dies sein musste und damit eine extreme Verletzung der mütterlichen Selbstbestimmung nötig wurde.

SCHLUSSWORTE

Dieses Buch hatte zum Ziel, dir einen Pfad zu zeigen. Du hast in meiner Kutsche Platz genommen und bei der Reise hoffentlich auch neue Wege kennengelernt. Anhand meiner Empfehlungen kannst du vielleicht deinen ganz persönlichen Weg skizzieren, und der Rest findet sich dann beim Gehen. Du wirst Dinge in und mit dir klären, mit deiner Mutter, deinem*r Partner*in, deiner Hebamme, Ärzt*innen, deiner Doula und all den anderen, die dich rund um die Geburt begleiten dürfen.

Auch wenn ich dir eine gute Geburt nicht »verschaffen« kann, ebne ich dir vielleicht den bestmöglichen Weg dorthin. Dabei wirst du immer wieder an Wegmarken gelangen und nach der für dich richtigen Entscheidung suchen – ich wünsche mir, dass ich dich dafür gewappnet habe.

Ich hoffe du hast beim Lesen auch erkannt, dass weniger manchmal mehr ist. Manchmal passt alles, was es zwischen dem Wollen und dem Brauchen gibt, in einen kleinen Rucksack. Deinen »Coaching-Rucksack« hältst du mit diesem Buch in Händen. Fülle ihn bedacht mit dem wenigen, was du wirklich brauchst.

Ob Entscheidungen richtig oder falsch sind, stellt sich leider oft erst im Nachhinein heraus. Ich wünsche mir zutiefst, dass dieses Buch dir hilft, besonnene Entscheidungen zu treffen. Denn dann fällt es dir viel leichter, deine Geburt so anzunehmen, wie sie verlief – immer vorausgesetzt, dass dir weitgehende Selbstbestimmung möglich war.

Wofür ich dir aber ausdrücklich danken möchte: Dass du es in mehr als unruhigen Zeiten wagst, ein Kind zur Welt zu bringen.

Die Zukunft ist ungewisser denn je, aber sie kann nur von Menschen gestaltet werden, von friedlichen Menschen – von Kindern. Kinder, die friedlich zur Welt kommen, uneingeschränkte Liebe erfahren und Zufriedenheit, Gelassenheit, Heiterkeit und Respekt lernen, sowie das rechte Maß und nicht das Optimum anstreben. Kinder bespielen alle Bühnen unseres Lebens, sind unser Spiegel, unser Paradies. Sie sind unser Vermächtnis – auch eine Antwort auf unseren Tod. Sie sind ein Geschenk. Und ich wünsche mir sehr, dass ich dir helfen konnte, dich für die Geburt dieses Geschenks hinreichend vorzubereiten.

Geburt ist die Urform der Liebe! Ich wünsche dir viel davon.

EPILOG

Über Geburten zu schreiben, von denen man als Mann keine Ahnung haben kann, ist nur dann möglich, wenn man ein Leben lang beobachtet, spricht, liest, fühlt, tastet, hört – mit aller Empathie und allen verfügbaren Spiegelneuronen. So gelingt ein halbwegs gutes Abbild der Realität – natürlich einer Realität, die ich am Ende doch nur begrenzt wahrnehmen kann. Meine Erfahrungen sind die unzähligen Geburten so vieler völlig unterschiedlicher Frauen, die mich nicht immer eingeladen, aber in der Regel freundlich geduldet haben, an ihrer Geburt teilzuhaben. So ist der Inhalt dieses Buches die Quintessenz einer Chronik, die ich in unzähligen Stunden der Anwesenheit in Gebärräumen und Operationssälen geschrieben habe.

Eine Geburt ergreift uns alle, die wir aktiv oder passiv dabei sind, in einem riesigen Kontinuum von unfassbarem Staunen und unbegreiflichem Entsetzen. Hier kommt das Leben zusammen und führt uns all seine Facetten vor. Wenn wir genau hinsehen, können wir in der Geburt das Leben als solches verstehen und eine der bereicherndsten Sinnerfahrungen machen. Sie begleitet mich wie ein Stern. Ich wünsche dir, dass dich ein Strahl dieses Sterns erhellt und dir den Weg weist durch ein neues, durch dein, durch euer, durch das Leben schlechthin. Dass dieser Stern mich immer begleitet hat und begleiten wird, spüre ich daran, dass mich Geburt und das Schreiben darüber immer wieder anrühren. Ich hoffe, damit bin ich nicht allein.

Mit liebevollen Gedanken

Wolf Lütje

WEITERFÜHRENDE QUELLEN UND LITERATUR

Ahlers, Christoph Joseph: *Vom Himmel auf Erden. Was Sexualität für uns bedeutet,* Goldmann, München 2017

Alberti, Bettina: *Die Seele fühlt von Anfang an. Wie pränatale Erfahrungen unsere Beziehungsfähigkeit prägen,* Kösel, München, 8. Auflage 2016

Balaskas, Janet & Gordon, Yehudi: *Schwangerschaft und Geburt,* Trias Verlag, Stuttgart 2004

Bauer, Joachim: *Das Gedächtnis des Körpers. Wie Beziehungen und Lebensstile unsere Gene steuern,* Piper, München, 6. Auflage 2015

Bloemeke, Viresha J.: *Es war eine schwere Geburt,* Kösel, München 2015

Blood, A.J. & Zatorre, R. J.: *Intensly pleasurable responses to music correlate with activity in brain regions implicated in reward and emotion,* PNAS 98

Bohannon, Cat: *Eva,* C. Bertelsmann, München 2024

Bossinger, Wolfgang: *Die heilende Kraft des Singens,* Traumzeit-Verlag, Battweiler, 2. Auflage 2006

Brizendine, Louann: *Das weibliche Gehirn. Warum Frauen anders sind als Männer,* Hoffmann & Campe, Hamburg, 2. Auflage 2007

Dannhauer, Karen: *Guter Hoffnung,* Kösel, München 2024

De Jong, Theresia Maria: *Im Dialog mit dem Ungeborenen,* Via Nova, Petersberg 2004

Flaßpöhler, Svenja & Werner, Florian: *Zur Welt kommen,* Blessing, München 2019

Frankl, Viktor: *Bergerlebnis und Sinnerfahrung,* Tyrolia, Innsbruck, 7. Auflage 2013

Gaskin, Ina May: *Die selbstbestimmte Geburt,* Kösel, München 2021

Graf, Kristin: *Die friedliche Geburt,* Piper, München 2022

Loytved, Christine: *Qualitätsbericht 2014. Außerklinische Geburtshilfe in Deutschland,* Gesellschaft für Qualität in der außerklinischen Geburtshilfe e. V. (Hrsg.), Verlag Wissenschaftliche Scripten, Auerbach 2016

Loytved, Christine & Wenzlaff, Paul: *Außerklinische Geburt in Deutschland*, Huber, Bern 2007

Lütje, Dr. med. Wolf: *Vertrauen in die natürliche Geburt. Gelassen und entspannt in den Kreißsaal*, Kösel, München 2016

Münchhausen, von Marco: *Wo die Seele auftankt*, Campus, Frankfurt am Main 2004

Nathanielsz, Peter W.: *Life in the Womb. The Origin of Health and Disease*, Prometheán Press, New York 1999

Northrup, Christiane: *Frauenkörper – Frauenweisheit. Wie Frauen ihre ursprüngliche Fähigkeit zur Selbstheilung wiederentdecken können*, Zabert Sandmann, München 1998

Rohde, Anke & Dorn, Almut: *Rund um die Geburt. Depressionen, Ängste und mehr Hilfe und Selbsthilfe bei peripartalen psychischen Problemen*, Kohlhammer, Stuttgart 2023

Rosa, Hartmut: *Resonanz*, Suhrkamp, Berlin 2019

Rüegg, Johann Caspar: *Mind & Body. Wie unser Gehirn die Gesundheit beeinflusst*, Schattauer, Stuttgart 2014

Schmid, Verena: *Der Geburtsschmerz*, Hippokrates, Stuttgart 2005 und 2011

Schwitzke, Heike (Hg): *GEBURTsTage – Frauen berichten, wie sie Schwangerschaft und Geburt erlebt haben*, Selbstverlag 1995

Spintge, Ralph & Droh, Roland: *Musik-Medizin – Physiologische Grundlagen und praktische Anwendungen*, Gustav Fischer, Stuttgart 1992

Spork, Peter: *Der zweite Code. Epigenetik oder: Wie wir unser Erbgut steuern können*, Rowohlt, Hamburg, 4. Auflage 2014
www.peterspork.de/files/newsletter_epigenetik_2015_03_nov.pdf

Stadelmann, Ingeborg: *Die Hebammensprechstunde*, Stadelmann-Verlag, Wiggensbach 1994/2024

Stoltenberg, Annemarie: *Vom Glück, Großeltern zu sein*, Reclam, Ditzingen 2023

Taschner, Dr. Ute: *Natürliche Geburt nach Kaiserschnitt*, Edition Riedenburg, Salzburg 2021

Uvnäs Moberg, Kerstin: *Oxytocin, das Hormon der Nähe*, Springer Spektrum, Berlin, Heidelberg 2016

Weigert, Vivian & Lütje, Dr. med. Wolf: *Das große Mama-Handbuch. Alles über Schwangerschaft, Geburt und das erste Jahr. Überarbeitete Neuausgabe*, Kösel, München 2018

Windscheid, Dr. Leon: *Besser fühlen*, Rowohlt, Hamburg 2024

Yehuda, Rachel et al.: *Holocaust exposure induced intergenerational effects on FKBP5 methylation. Biological Psychiatry*, 12.08.2015, Online-Vorabpublikation. Aus: epigenetik Newsletter

HILFREICHE ADRESSEN UND ONLINE-ANGEBOTE

Bund Deutscher Hebammen e. V.
Gartenstr. 26, 76133 Karlsruhe
Tel.: 07 21/98 18 90
Email: info@hebammenverband.de
Internet: www.hebammenverband.de

BfHD – Bund freiberuflicher Hebammen Deutschlands e. V.
Kasseler Str. 1a, 60486 Frankfurt/Main
Tel.: 069/79 53 49 71
Email: fortbildungsakademie@bfhd.de
Internet: www.bfhd.de

Österreichisches Hebammen-Gremium
Landstraßer Hauptstr. 71/2, A-1030 Wien
Tel.: 01/71 72 81 63
Email: kanzlei@hebammen.at
Internet: www.hebammen.at

Schweizerischer Hebammenverband Geschäftsstelle
Rosenweg 25 c, CH-3000 Bern
Tel.: 0 31/332 63 40
Email: info@hebamme.ch
Internet: www.hebamme.ch

Verein Doulas in Deutschland e. V.
Internet: www.doulas-in-deutschland.de

DFH – Deutscher Fachverband für Hausgeburtshilfe e. V.

Lokstedter Weg 57, 20251 Hamburg
Tel.: 040/33 98 99 84
Email: geschaeftsstelle@dfh-hebammen.de
Internet: www.dfh-hebammen.de

Institut für HypnoBirthing Deutschland

Lärchenweg 4, 76571 Gaggenau-Michelbach
Tel.: 0 72 25/91 31 70
Email: info@hypnobirthing-institut.de
Internet: www.hypnobirthing-institut.de

BFHI – »Babyfreundliches Krankenhaus« e. V.

Jan-Wellem-Str. 6, 51429 Bergisch Gladbach
Email: info@babyfreundlich.org
Internet: www.babyfreundlich.org

Berufsverband Deutscher Laktationsberaterinnen IBCLC e. V.

Hildesheimer Straße 124 E, 30880 Laatzen
Tel.: 0511/87 64 98 60
Email: sekretariat@bdl-stillen.de
Internet: www.bdl-stillen.de

AFS – Arbeitsgemeinschaft Freier Stillgruppen e. V.

Wallfriedsweg 12, 45479 Mülheim an der Ruhr
Tel.: 060 81/6 88 33 99
Email: geschaeftsstelle@afs-stillen.de
Internet: www.afs-stillen.de

La Leche Liga Deutschland e. V.

Louis-Mannstaedt-Str. 19, 53840 Troisdorf
Tel.: 0 22 41/123 25 81
Email: versand@lalecheliga.de
Internet: www.lalecheliga.de

wellcome – für das Abenteuer Familie

Hoheluftchaussee 95, 20253 Hamburg
Tel.: 040/226 229 720
Email: info@wellcome-online.de
Internet: www.wellcome-online.de

Verein für Mütter- und Familienpflege e. V.
Zum Bahnhof 28, 35394 Gießen-Rödgen
Email: info@muetterpflege.de
Internet: www.muetterpflege.de

FrauenGesundheitsZentrum e. V. für Frauen und Familien
Neuhofstr. 32 H, 60318 Frankfurt
Tel.: 069/59 17 00
Email: info@fgzn.de
Internet: www.fgzn.de

Mütterzentren Bundesverband e. V.
Amandastraße 58, 20357 Hamburg
Tel.: 040/40 17 06 06
Email: info@muetterzentren-bv.de
Internet: www.muetterzentren-bv.de

NANAYA – Zentrum für Schwangerschaft Geburt und Leben mit Kindern
Zollergasse 37, A-1070 Wien
Tel.: 01/523 17 11
Email: rundumgeburt@nanaya.at
Internet: www.nanaya.at

Pro Familia, Deutsche Gesellschaft für Familienplanung, Sexualpädagogik und Sexualberatung e. V.
Stresemannallee 3, 60596 Frankfurt/Main
Tel.: 069/26 95 77 90
Email: info@profamilia.de
Internet: www.profamilia.de

GfG – Gesellschaft für Geburtsvorbereitung – Familienbildung und Frauengesundheit – Bundesverband e. V.
Ebersstr. 68,10827 Berlin
Tel.: 030/45 02 69 20
Email: gfg@gfg-bv.de
Internet: www.gfg-bv.de

DGPFG – Deutsche Gesellschaft für psychosomatische Frauenheilkunde und Geburtshilfe
Messering 8, Haus F, 01067 Dresden
Tel.: 0351/8 97 59 33
Email: info@dgpfg.de
Internet: www.dgpfg.de

BIÖG – Bundesinstitut für öffentliche Gesundheit
Maarweg 149-161, 50825 Köln
Tel.: 0221/89 92–0
Email: poststelle@bioeg.de
Internet: www.bioeg.de

Bundesministeriums für Familie, Senioren, Frauen und Jugend
Internet: www.bmfsfj.de

EA – Emotions Anonymous, Selbsthilfegruppen für emotionale Gesundheit
Katzbachstr. 33, 10965 Berlin
Tel.: 030/7 86 79 84
Email: info@emotionsanonymous.de
Internet: www.emotionsanonymous.de

Schatten & Licht – Krise nach der Geburt e. V.
c/o Sabine Surholt, Obere Weinbergstr. 3, 86465 Welden
Tel.: 0 82 93/96 58 64
Email: info@schatten-und-licht.de
Internet: www.schatten-und-licht.de

»Trostreich«, Selbsthilfeinitiative für Familien mit »Schrei-Babys«
Jutta Riedel-Henck, Schulstr. 10, 27446 Deinstedt
Tel.: 042 84/395 (Do 10–12h)
Email: info@trostreich.de
Internet: www.trostreich.de

Münchner Sprechstunde für Schreibabys, Kinderzentrum München
Heiglhofstr. 63, 81377 München
Tel.: 0 89/710 09–0
Email: info@kinderzentrum-muenchen.de
Internet: www.kinderzentrum-muenchen.de

SchreiBabyAmbulanz der Berliner Nachbarschaftszentren
Lubminer Pfad 9a, 13503 Berlin
Tel.: 0 30/43 66 90 44
Email: info@pauladiederichs.de,
Internet: www.schreibabyambulanz.info

Wilhelminenspital – Kinderklinik Glanzing, Abteilung für Kinder- und Jugendheilkunde mit Neonatologie und Psychosomatik, Säuglingspsychosomatik mit Schreiambulanz
Montleartstr. 37, A-1171 Wien
Tel.: 01/491 50–29 08
Email: glanzing@wienkar.at

Das frühgeborene Kind e. V.
Speyerer Str. 57, 60327 Frankfurt/Main
Tel.: 069/58 70 09 90
Email: info@fruehgeborene.de
Internet: www.fruehgeborene.de

Verein zur Förderung von Früh- und Risikoneugeborenen »Das Frühchen e. V.«
Internet: www.dasfruehchen.de

ONLINE ADRESSEN

https://die-friedliche-geburt.de/
https://hebammenverband.de/
https://mother-hood.de/
https://hilfetelefon-schwierige-geburt.de/
https://greenbirth.de/
https://family2be.de/

ENDNOTEN

1 https://kinder.wdr.de/tv/die-sendung-mit-dem-elefanten/av/video-wir-kriegen-ein-baby-100.html

2 Wenn du hier tiefer einsteigen möchtest – aber bitte nur im Rahmen des für dich Verkraftbaren –, dann kannst du dir im Netz unter »AWMF« die geburtshilflichen Leitlinien ansehen und die dort erteilten Empfehlungen lesen. Überall wo du liest, dass etwas getan oder nicht getan werden soll oder sollte, gibt es mehr oder weniger gute Hinweise für wissenschaftliche Evidenz, also Beweise, dass etwas sinnvoll ist oder eben nicht. Da diese Leitlinien für Geburtshelfer geschrieben sind und dementsprechend viele Fachwörter enthalten, drängen Initiativen zu Recht darauf, dass diese Leitlinien auch als sogenannte Patientenleitlinien mit höherer Verständlichkeit veröffentlicht werden.

3 El Quassil, Samira; Karig Friedemann: Mythen, Lügen, Utopien – wie Geschichten unser Leben bestimmen. Ullstein Taschenbuch 2023

4 Gregmann, Rutger: Im Grunde gut. Eine neue Geschichte der Menschheit. Rowohlt, 2022

5 Hoffmann, L., Hilger, N., & Banse, R. (2023). The mindset of birth predicts birth outcomes: Evidence from a prospective longitudinal study. European Journal of Social Psychology, 53(5), 857–871. https://doi.org/10.1002/ejsp.2940

Hoffmann, L. (2021). Die Bedeutung des Mindsets für Geburt und Wochenbett. Ärztliche Psychotherapie, 16(4), 229–232. https://doi.org/ 10.21706/aep-16–4–229

Hoffmann, L. & Banse, R. (2021). Psychological aspects of childbirth: Evidence for a birth-related mindset. European Journal of Social Psychology, 51(1), 124–151. https://doi.org/10.1002/ejsp.2719

6 www.uni-bonn.de/de/neues/031-2023

7 Windscheid, Leon: Besser fühlen. Eine Reise zur Gelassenheit. Rowohlt Taschenbuch, 2021

8 Siehe Balint, Michael et al: Die Urformen der Liebe und die Technik der Psychoanalyse, dtv/Klett-Kotta 1988

9 Rösler, Annika, Höllrigl Evelyn: Mythos Mutterinstinkt. Wie moderne Hirnforschung uns von alten Rollenbildern befreit und Elternschaft neu denken lässt. Kösel, 2023

10 www.eltern.de/geburt/geburtsplan

11 Zaffarini E. et. al. (2019): Secular changes in body height predict global rates of caesarean section. Proc R Soc B 286: 20182425

12 Die bestehende Leitlinie befindet sich in Überarbeitung bis vorauss. 31.05.2025. Bis dahin gilt die S3-Leitlinie *Die Sectio caesarea*, abrufbar im AWMF Leitlinien-Register unter https://register.awmf.org/de/leitlinien/detail/015-084 (zuletzt abgerufen am 11.02.2025)

13 Wie fatal sich traumatisches Geburtserleben auswirken kann, hat ein Fall aus Australien gezeigt. Da verklagte ein Mann die Geburtsklinik auf Schadenersatz, weil er gezwungen wurde, bei einer Kaiserschnittgeburt dabei zu sein. Schwer traumatisiert und depressiv kam es trotz Therapie zur Trennung mit allen Folgen für die Familie. Dem Mann wurde nicht recht gegeben. Wäre ich bei einem vergleichbaren Fall in Deutschland der Gutachter: Ich würde dem Mann uneingeschränkt vollen Schadenersatz zusprechen.

14 BZgA: Väter auf die Geburt vorbereiten. Informationen und praktische Tipps für Fachkräfte, https://shop.bzga.de/pdf/13645000.pdf – ist auch für Laien verständlich und empfehlenswert